外科手术基本操作

（修订版）

主　　编　邱贵兴

编 著 者　于秀兰　王友彬　刘　卫　郭向阳
　　　　　谭　刚　周　力　赵　琳　邱贵兴
　　　　　戴申倩

医学绘图　戴申倩

中国协和医科大学出版社

图书在版编目（CIP）数据

外科手术基本操作/邱贵兴主编. —修订本. —北京：中国协和医科大学出版社，
2018.10

ISBN 978-7-5679-1175-8

Ⅰ.①外…　Ⅱ.①邱…　Ⅲ.①外科手术　Ⅳ.①R61

中国版本图书馆CIP数据核字（2018）第207238号

外科手术基本操作（修订版）

主　　编：邱贵兴
责任编辑：戴申倩

出版发行：中国协和医科大学出版社
　　　　　（北京市东城区东单三条9号　邮编100730　电话010－65260431）
网　　址：www.pumcp.com
经　　销：新华书店总店北京发行所
印　　刷：北京雅昌艺术印刷有限公司

开　　本：889×1194　　1/24
印　　张：6
字　　数：120千字
版　　次：2018年10月第1版
印　　次：2020年7月第2次印刷
定　　价：52.00元

ISBN 978-7-5679-1175-8

主编简介

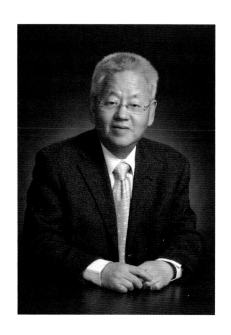

　　协和医科大学（八年制）毕业，北京协和医院外科学系名誉主任、教授、博导，中国工程院院士，白求恩公益基金会理事长，中华骨与关节外科杂志、《中华关节外科杂志》主编，国际矫形与创伤学会（SICOT）中国部主席，骨骼畸形遗传研究北京市重点实验室主任，香港骨科医学院荣誉院士等。80年代初就对骨关节炎进行病因学研究并构建动物模型，软骨退变与再生论文获北京市优秀论文奖。国际上首次提出特发性脊柱侧凸中国分型—协和分型，并在国际权威杂志《Spine》发表。首先发现先天性脊柱侧凸患者最重要的致病基因（TBX6）并在《The New England Journal of Medicine》发表。曾获国家科学技术进步二等奖2项、三等奖1项，及北京市科学技术、中华医学科技、卫生部科技进步二等奖，国家教委三等奖等。

前　言

　　北京协和医院即将迎来百年华诞。百年的风雨历程，给我们创造了宝贵的财富。二十世纪初的中国还是一派国力衰败，民不聊生的景象，但在先进的办学理念、严格的管理体系和雄厚的投资支持下，协和犹如一朵绽放的奇葩，成为在各方面都具有世界一流水准的学术教育机构。

　　协和的成功离不开大家耳熟能详的"三基三严"和"协和三宝"。实际上，严格的基本功训练是每一个协和人必须经过的一段历程。正是通过严格的训练与淘汰，造就出一代代杰出的医学大家。

　　对于外科医生来说，动手能力是一项重要的衡量标准。正确的临床分析诊断，最终都要通过手术操作来落实。而再复杂再困难的手术，都是通过切开、分离、结扎、缝合等一系列的基本外科操作来实现的。因此，学习掌握各种外科手术，离不开各项基本操作训练。

　　基本功训练往往比较枯燥，需要不断地重复强化；同时也需要不断地分析，以掌握其中的技巧。比如打结，有单手打结法、双手打结法、器械打结法；可以打平结、外科结等。这些结如何打？用在哪些地方？这些都是需要不断地练习，不断地琢磨，不断地提高熟练度和灵巧性。"行家一出手，就知有没有"，大家往往感叹老教授的手术总是那么干净漂亮。其实，实际操作的本事都是长年累月的严格训练塑造的。因此要想掌握良好的外科操作，必须从根本上重视基本功训练，需要虚心、用心、踏踏实实、持之以恒。

　　当前，外科领域正在飞速发展，一系列高科技的仪器、设备不断应用于临床实践。比如胃肠吻合器、皮肤缝合器极大地减少了缝合操作，有些手术甚至机器人代劳了。因此，许多年轻医生和医学生错误地认为："许多操作都可以通过器械来完成，基本操作训练没有太大用处了。"这种想法是极其有害的。任何的高尖技术，都是金字塔的顶层，支撑它们的必定是雄厚的基础理论、基本技能，以及通过长期实践获得的运用这些高技术的头脑和能力。

中国协和医科大学出版社组织修订的《外科手术基本操作》，是坚持协和优良传统，重视基本功训练的重要组成部分。全书的编者均来自临床和教学第一线，都经过北京协和医院的长期培养和训练，他们是协和精神的承载者，也担负着培养下一代接班人的重任。本着"精英编精品，精品育精英"的精神，他们对本书的编写倾注了巨大的心血。全书内容详尽，涵盖了外科基本操作的各方面内容，具有较高的权威性。同时，内容讲解深入浅出，并通过精心绘制的大量插图，将抽象的概念具体化，使读者易于理解掌握，具有较强的实践性和指导性。

感谢中国协和医科大学出版社和全体编者的共同努力，为广大年轻医生提供一本难得的参考书。书中的不尽之处，还望广大读者指正。

邱贵兴
2018年7月
北京协和医院

目 录

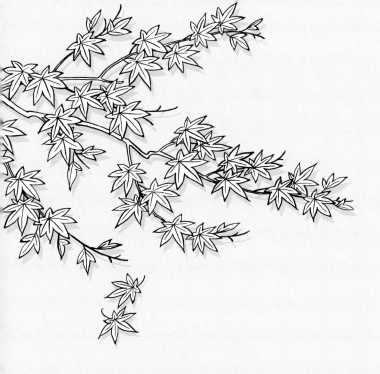

第一章　外科基本操作的学习方法

外科基本操作的学习既简单，又不易。说其简单，因为无论是切开缝合，还是钳夹打结，经过老师的演示，初学者大多能很快掌握其要领和技巧。但是，这些要领和技巧真正能达到应用自如，却又不是一个简单的事。因此，外科基本操作的学习既简单，又不简单。真正学到外科基本操作的要点，还必须从以下几个方面，一点一滴地做起。

首先，对外科基本操作的学习要有饱满的热情，有浓厚的兴趣。兴趣是获取知识的原动力，它就像内燃机内一铲铲加入的煤炭燃烧后产生机车前进的动力一样，燃起人求知的欲望和奋发向上的激情。外科基本操作的学习，和普通的外科手术相比，既枯燥无味，又没有创意，如同习武练站桩。因此，如果没有学习的兴趣和热情，很少有人能够很好地坚持下去，练就深厚的手术功底。

其次，学习虚心，动作到位。外科基本操作并不复杂，很多操作许多人一看就会，正因为如此，许多人在学习外科基本操作时，往往走马观花，还没掌握要领，就急于动手操作。这样训练的结果，往往夹杂着一些"野路子"，而正规大学毕业的人，应一招一式准确到位，不该有"野路子"存在。

再次，踏踏实实，戒骄戒躁。在基本外科教学中，我最深刻的体会，就是学生悟性高，学得快，练得少。有时，两个学时的基本训练内容，一个学时后就有许多学生离开了，而操作考试时却又很少有人能将一个操作做得无可挑剔。浮躁是产生这种结果的最大原因，很多人甚至实验课上还没练好刀法，就希望到病人身上开腹，最后适得其反，而踏踏实实练好外科基本功的人，到临床上往往会有更多的机会，因为临床带教老师，只会把机会给那些能胜任的人。

最后，结合临床，善于总结。外科基本操作的目的是为了将来更好地做好外科临床工作。因此，外科基本操作的学习不能脱离临床工作的实际，离不开临床理论实验的指导。同时，在学习外科基本操作时，应及时总结经验教训，发现错误，改正缺点，养成良好的手术作风和工作作风。使外科操作训练真正成为外科临床工作的基础和起点。

第二章　外科手术基本原则

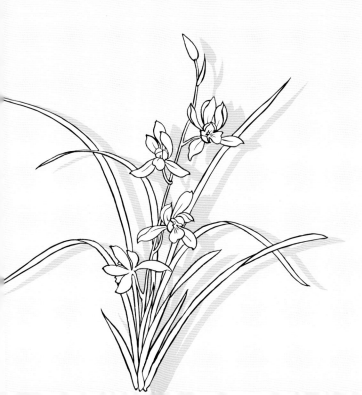

一、无菌原则

创口的愈合有两个基本条件：一是丰富的血供，二是创口的清洁。手术的无菌原则是创口清洁的重要保证。

外科手术的基本步骤包括皮肤的切开，深部组织的分离，病变部位的切除修复等操作。皮肤是人体的屏障结构，皮肤一旦被切开，深部组织即和外界接触，此时，如果没有严格的无菌操作，环境中的致病微生物即会进入体内，在疾病状态下，病人机体抵抗力下降，进入人体的致病微生物一旦不能被机体有效清除，就会引起术后创口感染的发生。

创口感染不但会影响创口愈合，导致瘢痕增生，加重局部粘连，严重者还会危及病人的生命。无菌原则是手术成功的保障，也是病人生命健康的保障。外科手术必须严格遵守无菌原则。

二、微创原则

丰富的血供，健康的组织是切口局部顺利愈合的前提，而要满足这两个条件，手术中就必须坚持微创原则。

微创原则就是手术中以轻柔稳健的操作减少组织的额外损伤。在创口局部保留尽可能多的健康成活组织，以利于手术创口的恢复，减少创口瘢痕的形成。微创包括以下两个方面的内容。

1. 微创的概念　微创的概念要求手术操作者将微创贯彻到手术的全部过程，具体到手术的每一个细节，微创和微小切口是两个不同的概念，小的切口只是使术后瘢痕变短，可达到一定的美容效果，但如果深部操作粗糙，同样不能算是微创手术。

2. 微创器械　为了达到微创操作的要求，术者应尽量选用能够最大限度减少组织损伤的器械，如切开时尽可能使用锋利的切割器械，缝合时根据不同的情况选用合适的缝合材料等。

微创操作应做到以下几点：①手术操作要稳、准、轻、快，切忌粗暴，挤压和过度牵拉组织；②手术思路清晰，避免不必要的手术操作，手术操作一步到位；③加强暴露组织的保护；④避免损伤正常组织的血供。

三、解剖层次分离原则

解剖分离是外科手术的基本步骤，解剖分离要依照人体局部解剖结构层次进行。分离层次不清，解剖结构模糊，不但会造成手术视野不清，增加手术难度，而且会误伤重要组织结构，造成手术并发症的发生。

一般说来，体表的分离应在深筋膜浅层进行，这样能最大限度地保障皮肤血供，减少术中出血；在深筋膜深部的肌层应作为一个解剖层次进行分离；内部脏器的解剖多在脏腹形成的间隙中进行。

四、病人至上原则

外科手术是医疗过程的一个环节，和医疗的其他过程一样，术者应时刻将病人的利益放在第一位。

在外科手术过程中，术者看到的是病人躯体脏器的一部分，操作也需按解剖规律进行。

但是，手术怎样做，应该进行哪些操作，术者还要根据病人的具体情况通盘考虑，不能以循规蹈矩为借口，进行机械的千篇一律的操作。另外，病人至上原则也是要求在进行医疗科研时，充分保证病人的知情权，防止因科研取材给病人造成不必要的伤害。

第三章 常用手术器械及使用方法

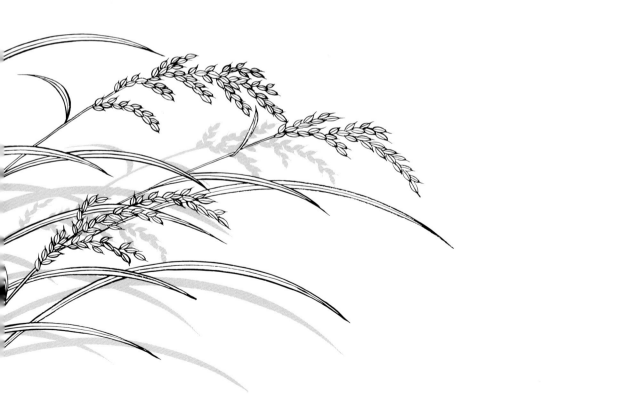

外科技术的发展史同时也是手术器具的发展史，现代手术技术的专科化、微创化、精确化、复杂化，致使手术器械日趋复杂，种类繁多。精良的手术器械有助于提高手术质量。不同的手术部位、手术方式所使用的手术器械也不同，因此，根据手术器械的用途，将其分为基本手术器械和专科手术器械两大类，本章着重介绍以各种刀、剪、钳、镊为代表的基本手术器械。

手术是外科治疗的基本手段，各类手术均需要由手术器械辅助完成，详细了解各种手术器械的设计目的、结构特点、主要功能是正确选择和使用器械的前提和保证。根据各种基本手术器械的主要功能将手术器械分为：切割器械、抓取器械、持针器、牵引器、吸引器等几大类。

一、手术刀

手术刀由刀柄、刀片构成（图3-1），包括可拆卸手术刀和固定手术刀两种类型。执刀法通常有：执弓式、指压式、执笔式、反挑式。刀柄末端经常用来钝性分离组织。

可拆卸手术刀的刀柄最常用的有3号、4号、7号三种型号。可拆卸手术刀片有15号小圆刀片、10号中圆刀片、20～23号大圆刀片、11号尖刀片、12号镰状刀片等型号。一般情况下，中圆、大圆刀片用于切开皮肤、皮下、肌肉、骨膜等组织；小圆刀片用于眼科、手外科、深部手术等精细组织切割；尖刀片用于切开胃肠道、血管、神经及心脏组织；镰状刀片主要用于腭咽部手术。20～23号大圆刀片只能安装在4号刀柄上；其余10、11、12、15号刀片可安装在3号、7号刀柄上。

固定刀片目前较少使用，主要为截肢刀。

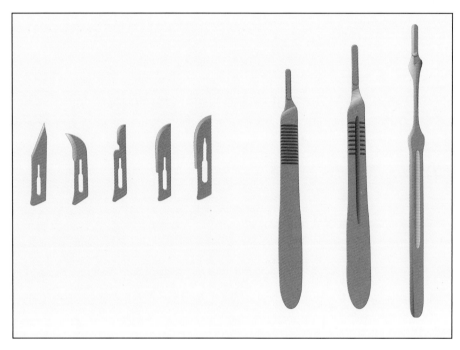

图3-1　刀片和刀柄

执刀姿势通常有四种：

1. **执弓法**　最常用的一种执刀方法，用于较长距离的切开，如作皮肤或皮下组织切口。动作范围涉及整个上肢，力量主要在腕部（图3-2）。

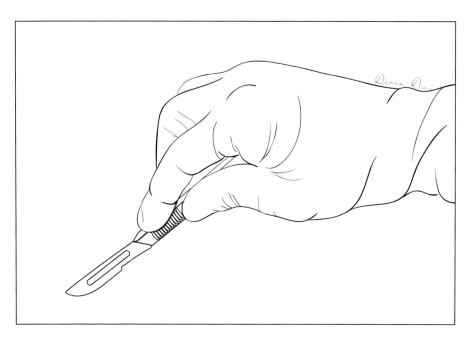

图3-2　执弓法

2. **抓持法**　用于切开范围较广的切口，用力较大，如截肢、切开较长的皮肤切口等（图3-3）。

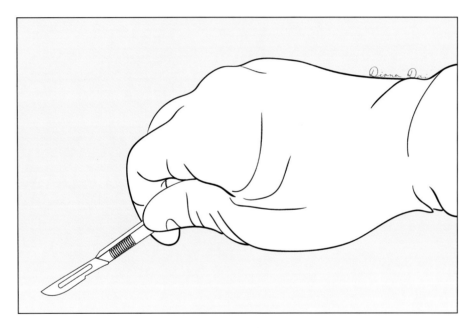

图3-3　抓持法

3．**执笔法**　用于短距离，力量小，精细的操作，如解剖、剥离血管或神经的周围组织，其动作或力量主要在手指（图3-4）。

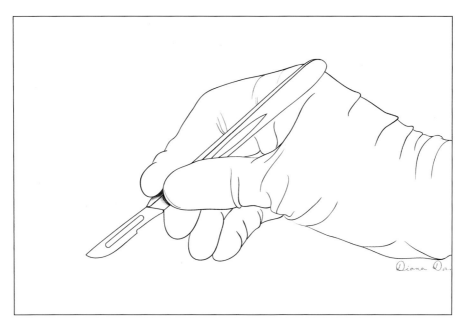

图3-4　执笔法

4. 反挑法　执刀方法如执笔法，但所执刀片的刀刃向上，用于向上挑开以免伤及深部组织，如挑开脓肿（图3-5）。

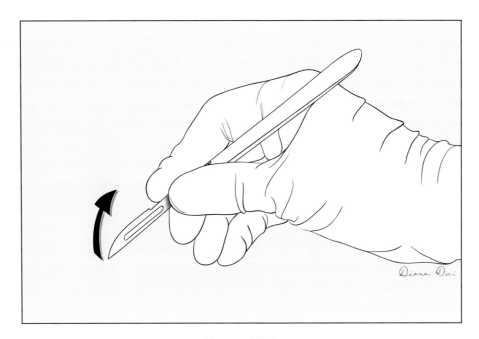

图3-5　反挑法

不论何种执刀方法，拇指应放在刀柄侧面，示指稍在其他指的近刀片端，以稳住刀柄和控制刀片的方向和力度。握刀柄的部位前后要适当，过于靠前妨碍视线，过于靠后则不易控制。切开或解剖时都应使用刀刃，避免使用刀尖，以免插入、伤及深部的组织。操作时刀面应与组织垂直作"切"的动作，即沿一个方向移动，而不是"刮"的动作，也不能压力过大而移动过少，力量应适中，失去控制或用力过大易造成意外的误伤。刀用后放置在妥当不致滑落的地方，以免掉落造成刀片或手术人员的损伤。

二、手术剪

手术剪根据剪切对象的不同分为精细剪、组织剪、线剪、绷带剪、骨剪和钢丝剪等六大类。有长、短、直、弯、尖、钝、薄刃、厚刃之分（图3-6）。通常根据每种手术剪的形状、

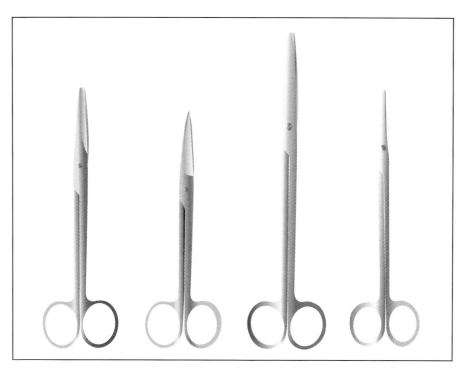

图3-6　各种剪刀

用途对其命名，如眼科剪、扁桃体剪、子宫剪、鼻剪（膝状剪）、肋骨剪等。一般情况下，游离、剪开深部组织用长弯剪；游离、剪开浅部组织用短弯剪；分离精细组织用薄刃、尖弯剪；断开韧带或较多组织时用厚刃、钝弯剪；剪线、修剪引流管、剪敷料用线剪；剪断骨性组织用骨剪；剪截钢丝、克氏针等钢质材料用钢丝剪。使用手术剪时注意专剪专用，以免损伤手术剪的刃口或使两片刃口分离，影响锋利度。

近年来，通过对制作工艺的改进，生产出由一片斜刀刃和一片齿形刀刃构成的超锋利剪。与普通手术剪相比，经过特殊加工的细齿刃口防止了剪切时打滑，高锋利度的刃口大大减少了对组织的损伤。

从手术原则要求，解剖需用锐器，最好用刀，比用剪刀对组织的压伤少，但在组织深部操作，有时用剪刀较易控制，为了不妨碍视线常用弯的组织剪，细致的手术操作需用尖的组织剪（如扁桃体剪刀），以求精确。剪线多用直剪。

执剪的方法是：以拇指和环指插入剪柄两环，为了操作灵活不易插入过深，中指放在第四指环的前外柄上，此三指控制剪刀张开、合拢的动作。指压在前方的轴节处，稳定和控制剪刀的方向（图3-7）。

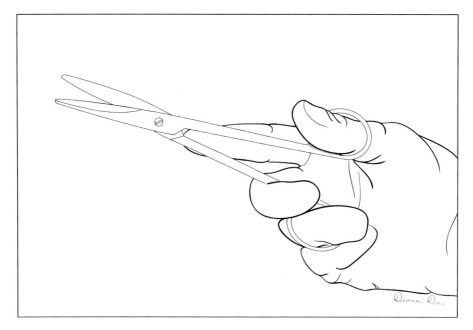

图3-7　执剪的方法

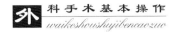
三、手术镊

用于提起或固定组织以便于解剖和缝合。镊子根据其用途分为无创血管镊、有齿镊、无齿组织镊（图3-8）。无创血管镊用于血管、神经等有齿镊用于坚硬组织，如皮肤、筋膜；组

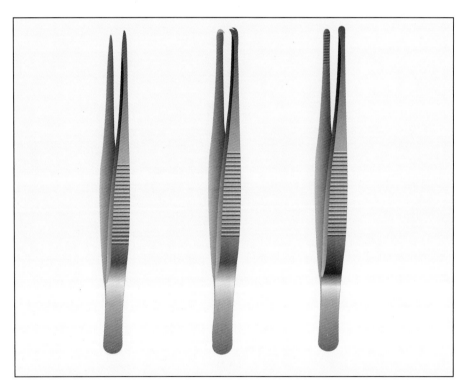

图3-8 手术镊（从左至右分别为无创血管镊、有齿镊、无齿组织镊）

织镊用于脆弱的组织，如胃肠道、肠系膜等。

执镊方法用拇指对示指及中指夹持，一般均用左手操作。镊组织时力量应适中，避免挤压组织过多（图3-9）。

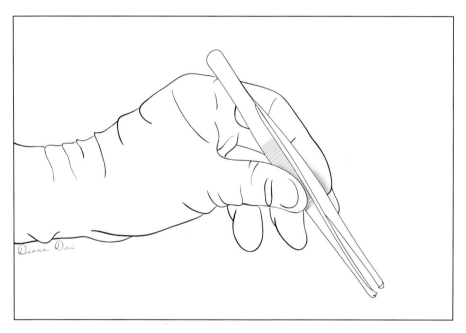

图3-9　执镊方法

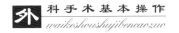

四、血管钳

血管钳用于钳夹出血部位的血管，以结扎或电灼止血，也用于分离、钳夹组织、协助术者拔针或牵引缝线。有直、弯、长、短多种，根据手术部位、需夹组织选择合适的血管钳（图3-10）。

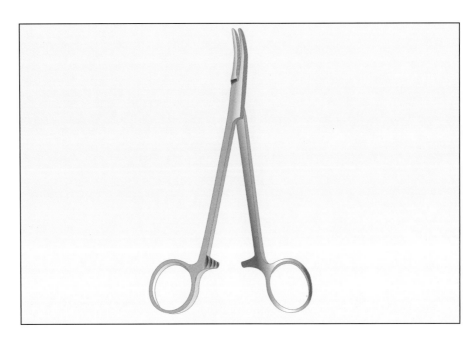

图 3-10　血管钳

血管钳的执法与执剪法相同（图3-11）。开放血管钳的手法是利用右手已伸入钳环口的拇指与无名指相对挤压，继而用旋开的动作即可开放。用左手关闭血管钳的方法与右手相同，但开放时则需用拇指与示指持住血管钳的一个环口，中指与无名指挡住另一环口，把拇指和无名指稍用力向不同方向对顶一下，即可开放（图3-12）。

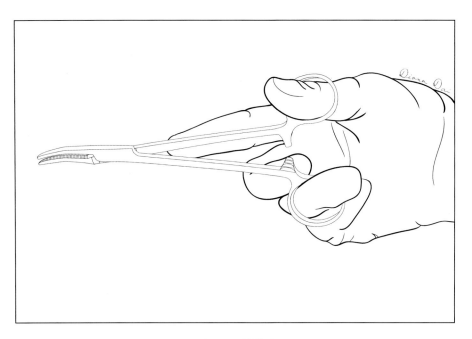

图3-11　持钳法

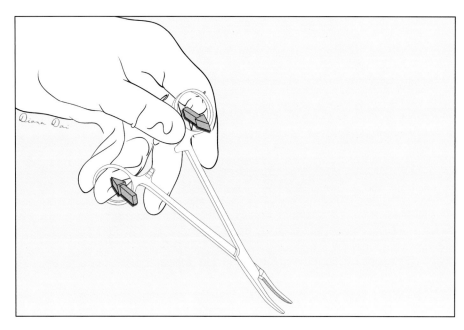

图3-12　松钳法

五、持针器

用于夹持缝合针，缝合各种组织。夹针部位为持针器的最尖端，针夹在距尾端1/3～1/4处（图3-13）。

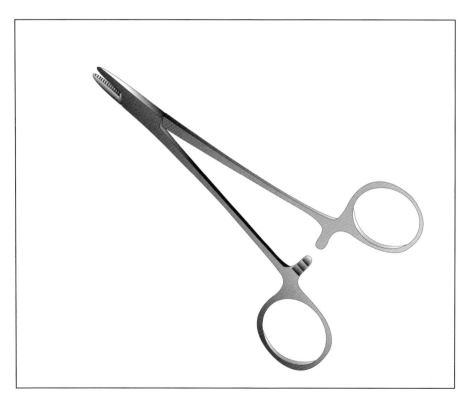

图3-13　持针器

持针器的抓握方式和持剪刀相同。但为缝合方便，拇指和无名指也可不伸入环口中而直接握其近端柄处（图3-14）。

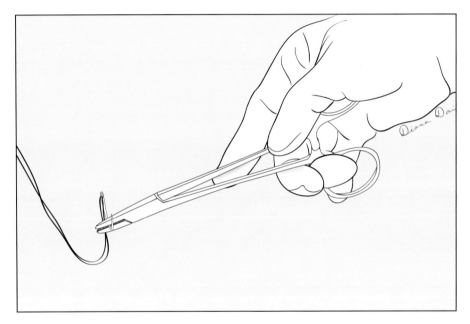

图3-14　持针器的抓握方式

六、组织钳

外观似血管钳，钳端有齿状结构以牵拉组织或器官，钳夹后留有创痕，常用于牵拉准备切除的组织。常用的组织钳有艾丽斯钳（图3-15）、肺钳等。

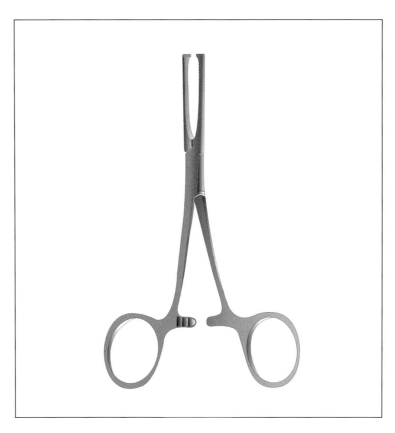

图3-15　艾丽斯钳

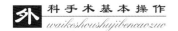

七、卵圆钳

夹持敷料消毒手术野。也常用于术中夹持肠管，但注意不能扣紧钳扣（图3-16）。

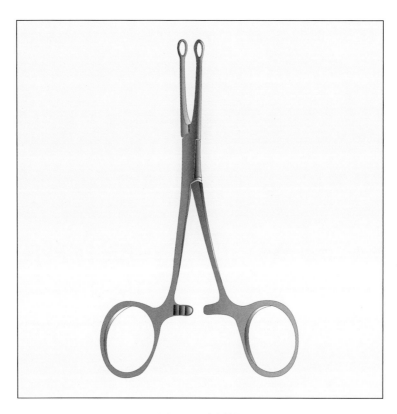

图3-16　卵圆钳

八、布巾钳

用于手术巾单的固定（图3-17）。

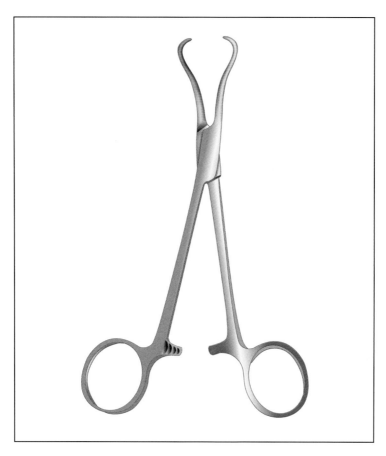

图3-17　布巾钳

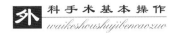

九、拉钩、自动牵开器

用以牵开组织显露手术野。为获得良好显露，又避免过度扩大病人的伤口，选择适宜的拉钩、牵开器显露手术部位（图3-18，图3-19）。

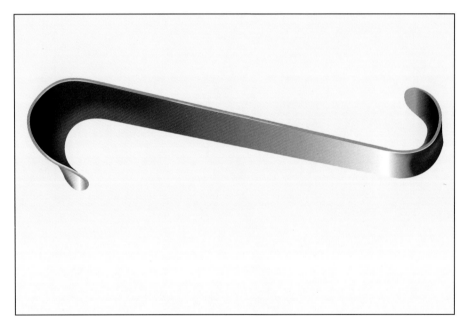

图3-18　拉钩（可变形铜板）

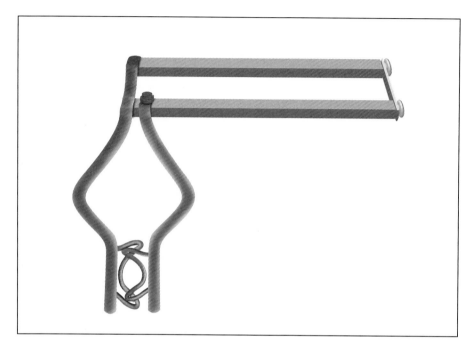

图3-19　自动牵开器

十、吸引器头

有单管型和套管型两种。还有持续、间断之分。单管型用于吸引手术野的出血和渗液。套管型主要用于吸引腹腔内的液体或空腔内的分泌物，其外套管有多个侧孔，当内管连接负压吸引时，可作为进气孔以避免大网膜、肠壁等被吸住堵塞吸引头（图3-20）。

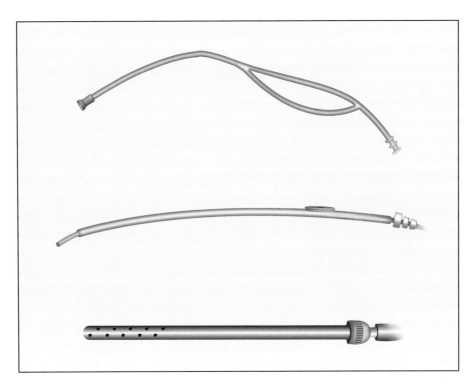

图3-20　各种吸引器头

十一、缝针和缝线

1. **手术缝针**　一般为弧形，有大小、粗细、长短之分，特殊情况下也有直形缝针。

（1）三角针　针尖部为三角形状，针尖锐利，对组织损伤大，用于缝合皮肤、肌腱、软骨组织。

（2）圆针　针尖部为圆形，对组织损伤小，用于皮肤以外的组织缝合。

（3）无创缝合针　指针、线联合一体的缝针，针与线之间有一连续、平滑的过渡，降低了对组织的损伤。

2. **缝线**　用于重新吻合切开的组织和缝、扎血管。常分为可吸收缝线和不可吸收缝线。

（1）可吸收缝线　指在组织内经过2～3周后，失去张力并逐步分解可被组织吸收的缝线。包括羊肠线和合成缝线，羊肠线由羊或牛的肠壁加工而成，组织反应大，已失去临床意义；合成缝线有单缕和多缕之分，可是编织的、涂膜的、有色的或无色的，合成缝线具有耐用、抗张力强、组织反应小等优点。有5-0号至2号多种缝线供临床使用。

（2）不可吸收缝线　指在组织内不能被分解的缝线。有丝线、钢丝等多种缝线。丝线由蚕茧抽出的丝经工艺处理，精密编织而成，有多种型号，广泛用于临床。钢丝抗张力强度非常高，组织耐受好，用于骨、肌腱等的缝合。聚丙烯、聚酰胺、聚酯缝线可是单缕或编织，有白色或染色的，它们表面光滑，抗张强度高，组织反应小，适用于血管外科、心脏外科、显微外科及皮肤的缝合等。

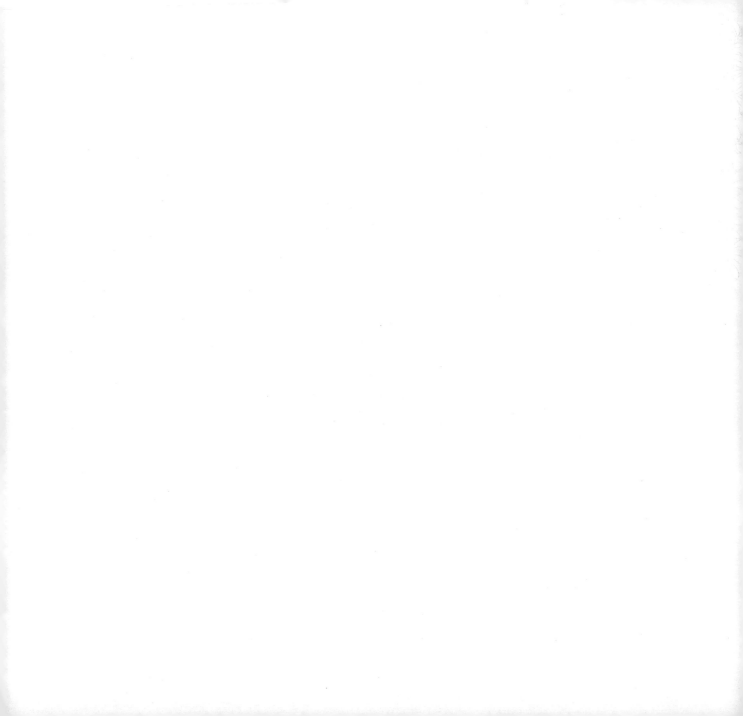

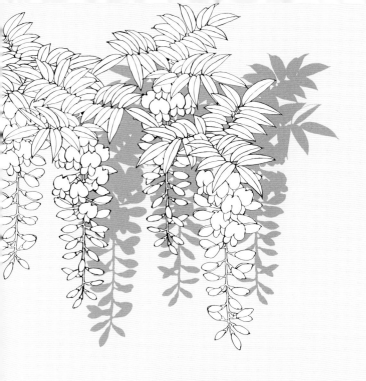

第四章　外科实验常用动物及麻醉

实验动物是指"人工饲养，对其携带的微生物实施控制，遗传背景明确或者来源清楚的，用于科学研究、教学、生产、检定及其他科学实验的动物"（见国家科委颁布的《实验动物管理条例》）。实验动物作为人类的"替身"，在医学研究中被广泛应用，外科实验研究中（实验外科学的研究中）更是离不开使用各种合格的、标准化的实验动物。

第一节　常用实验动物

一、实验动物的分类

1. 实验动物的遗传学分类

从遗传控制上，根据基因纯合程度，可把实验动物分成近交系、突变系、封闭群和杂交群。

（1）近交系（inbred strain）　指兄妹或亲子连续交配（不可兄妹和亲子交配进行）20代以上。20代是人为规定的世代数，其血缘系数（个体间遗传基因组合近似程度）达99.6%；近交系数（基因位点近似程度）达98.6%。近交系动物由于遗传基因高度纯合，个体差异小，品系内差异不明显，特性稳定，实验反应趋于一致，实验结果处理容易，越来越广泛应用于生物和医学领域。如BALB/C、C3H/He、C57BL/6等。由于"近亲衰退"纯系的大动物培育很难成功。近交系生命力、生育力因近交系衰退而下降对外界环境变化较敏感，饲养繁殖难度大，临时性大量需要造成供应困难，且不利于某些对动物损伤较严重的实验。

目前，世界上公认的近交系小鼠有500多种，大鼠200多种，豚鼠12种，兔6种。此数目

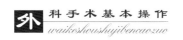
还在不断地增加中。

（2）突变系（mutant strain）　是由突变所产生的具有突变基因，并显示出突变性状，淘汰不具备突变性状，选择具有突变形状并加以维持的品系。不规则交配方式，但必须以保持突变性状为目的。如裸小鼠（nu）、肥胖大鼠（ob）。大多数突变基因导入近交系中进行繁殖。世界上已发现突变系小鼠约350种（约250个突变基因），突变系大鼠约100多种（约90个突变基因）。突变品系的培育是为某种特殊的研究用途。

（3）封闭群（closed colony）　或称闭锁群或远交系群，不从外部导入基因，在种群内部随机交配繁殖达5年以上。可来源于近交系或非近交系。起源于近交系的封闭群，其遗传性状均一，可认为准近交系。起源于非近交系封闭群遗传形状不均一，要采用大种群繁育，以避免近交繁殖。封闭群具有遗传杂合性而差异较大，但由于封闭状态和随机交配，使得基因频率得以稳定，在一定范围内保持相对的遗传特性。封闭群具有类似于人类群体遗传的性质、较强的繁殖力和生命力，有利于进行大规模生产供应，广泛用于预实验、教学和一般实验。如KM小鼠、ICR小鼠、NIH小鼠和Wistar大鼠等。目前世界已有封闭群小鼠100多种，大鼠、豚鼠30多种。

（4）杂交群（hybrid）　是指近交系间、近交系与封闭群、封闭群与封闭群间进行杂交繁殖的第一代或第二代群体。近郊系间的杂交群第一代，其近交系数为0%，血缘系数几乎是100%。尽管杂种第一代群体携带有许多杂合位点，但其在遗传上是均一的。杂交第一代动物具有杂交优势，生命力强，特别适用于繁殖力低下的近交系群体。杂交第一代基因型相同、表现型变异低，具有两系双亲的特性，实验反应均一，广泛用于各类实验。

2. 实验动物的微生物控制分类（级）

实验动物的微生物控制对提高实验动物的质量至关重要。根据实验动物携带生物体的种类与性质可分成无菌动物和已知菌动物（属四级）、SPF（属三级）、清洁动物（属二级）和普通动物（属一级）。

（1）无菌动物或称无生物体动物（germ free animal，简称GF动物）　用现代技术从动物体上检测不到任何生物体（微生物与寄生虫），来源于无菌剖宫产，在绝对屏障系统内（隔离器）经人工喂养（或无菌动物代乳）而成。动物的饮水、饲料和一切使用器具均需经严格的灭菌处理。

（2）已知菌动物或称已知生物体动物（gnotophoric animal，简称GNP动物）　动物携带有可检测到的已知生物体，来源于无菌剖宫产，在绝对屏障系统内（隔离器）饲养繁殖的动物。根据实验需要和植入的菌种类型，又可分为单菌动物（mono-assoiated animal）、双菌动物（Di-assoiated animal）和多菌动物（poly-assoiated animal）。已知菌动物是研究宏生生物与微生生物、微生生物与微生生物相互关系的理想实验动物。

（3）无特定病原体动物（specific pathogen free animal，简称SPF动物）　动物不携带任何病原体，来源于无菌剖宫产，在相对屏障（SPF设施）中饲育。SPF动物不携带病原体，不会影响动物实验，可大规模饲养，成本较低，已被广泛应用。

（4）清洁动物（clean animal，简称CL动物）　不携带规定的生物体，来源于无菌剖宫产和药物净化，清洁设施中饲养繁殖。根据我国国情，是目前推荐饲育和应用的等级动物。

（5）普通动物（conventional animal，CV）　动物携带的生物体不明，开放设施条件下饲育的动物。由于不明携带生物体影响，普通动物不得用于科学研究的生物制品的生产。可

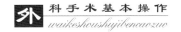
用于学生教学。

二、实验动物的品种品系

1. 哺乳类实验动物

（1）小鼠（mouse）　性情温顺，容易捕捉，不主动咬人。非同窝雄性易斗，常咬伤尾部；昼伏夜出，其进食、交配、分娩多发生在夜间；对外界环境反应敏感；对多种毒素和病原体敏感，对致癌物敏感，自发性肿瘤多。小鼠寿命为2～3年，传代时间短，因而尤其适用于老年研究。

1）C57BL/6N小鼠　乳腺癌发病率低，对放射性物质耐受力强，眼畸形，口唇裂的发生率达20%，对乙醇嗜好性高，对结核杆菌、百日咳组织胺易感因子敏感。是肿瘤学、生理学、遗传学研究常用品系。是使用率最高的近交系小鼠。

2）C3H/He小鼠　属近交系小鼠。乳腺癌发病率为97%，雄鼠肝癌发生率高，对狂犬病病毒敏感，主要用于肿瘤学、核医学、免疫学的研究。

3）BALB/c小鼠　属近交系小鼠。乳腺肿瘤发生率低，但对致癌因子敏感，对X射线极敏感。雄鼠间易争斗。广泛用于肿瘤学、生理学、免疫学、核医学和单克隆抗体等研究中。

4）DBA/2小鼠　属近交系小鼠。可用于营养与肝癌发生率关系的研究，35日龄听源性癫痫发作达100%，对鼠伤寒沙门菌C5有抵抗力，对乙醇过敏。也可作为许多瘤株的宿主：腺癌（M4823，S663）、皮肤黑色素瘤（S91）、肉瘤（37）、粒细胞白血病（P1031）、白血病（P1534，L-1210/8-AGB）、非霍奇金淋巴瘤（207，P-238）、淋巴细胞肿瘤（P-288，P-388）、胸腺瘤等。

5）nude小鼠　即裸小鼠，属突变系小鼠。是肿瘤学等医学研究领域中不可缺少的模型动物之一。

6）scid小鼠　属突变系小鼠，即重度联合免疫缺陷小鼠，是继裸小鼠出现之后又一种十分有价值的免疫缺陷动物，在肿瘤学、免疫学等方面有广泛应用。

7）KM小鼠　即昆明小鼠，是我国生产量、使用量最大的封闭群小鼠。

（2）大鼠　性情温顺；嗅觉发达，味觉很差，对营养缺乏非常敏感（特别是VA）；喜安静环境，噪音对其繁殖影响很大；对环境中的粉尘、氨气和硫化氢等极为敏感；对湿度极为敏感；汗腺极不发达；不能呕吐，因此不能用于催吐实验。常用的有以下品系。

1）Lewis大鼠　属近交系大鼠。毛色白化。血清中甲状腺素、胰岛素和生长激素含量高。对诱发自身免疫心肌炎高度敏感，可诱发过敏性脑脊髓膜炎和自身免疫复合体肾小球肾炎等。可移植多种肿瘤。

2）SHR大鼠　属近交系大鼠。毛色白化。自发性高血压、心血管疾病发病率高。对降压药物有反应，可作为高血压动物模型，用于药物筛选。

3）SD大鼠　属封闭群大鼠。产仔多、生长发育快，抗病能力强。自发肿瘤率低。对性激素感受性高。常用作营养学、内分泌学和毒理学等方面的研究，是国际通用的标准动物。

4）Wistar大鼠　属封闭群大鼠。性周期稳定，繁殖力强，生长发育快。性情温顺。抗病性强。自发肿瘤率低。广泛用于营养学、生理学、药理学、毒理学及病理生理学等的研究。

（3）豚鼠（guinea pig）　又称荷兰猪。胆小、温顺，对外界刺激极为敏感。听觉发达，能识别多种不同的声音，当有尖锐的声音刺激时，常表现耳郭微动，称为普莱厄反射或听觉耳动反射。豚鼠的品系有，英国种，Hartley系，近交系2，近交系13。可用于免疫学、营养学、药理学以及各种传染病、过敏反应或变态反应、缺氧耐受性、皮肤对毒物刺激反应等的研究。

（4）仓鼠（hanster） 又称地鼠。试验用品种主要有金黄仓鼠、中国仓鼠和欧洲仓鼠。主要用于肿瘤学、生理学、遗传学、营养学以及糖尿病、冬眠和冬眠机制等的研究。

（5）家兔（rabbit） 家兔是草食性动物，性情温顺，群居性差；听觉嗅觉灵敏，胆小怕惊。在医学研究中的应用包括：①皮肤近似于人，可用于研究芥子气、冻伤、烫伤等皮肤局部反应；②对致热物质反应敏感，适于用做热源实验；③急性动物实验，如失血性休克、阻塞性黄疸、微血管循环观察；④颈部神经血管和胸腔构造特殊，可复制心血管疾病模型，离体心可用于药理学研究；⑤眼球大，便于手术操作和观察，是眼科研究中的常用动物；⑥适用于胆固醇代谢和动脉粥样硬化研究。常用品种如下。

1）日本大耳白兔 是用中国白兔选育而成，耳朵长大，皮肤白色，便于取血和注射，是一种常用的实验用兔。

2）新西兰兔 体格健壮，繁殖力强，生长迅速，成年体重可达4.5～5.0kg。

3）青紫蓝兔 标准型成年体重2.5～3.0kg。

4）中国白兔 又称白家兔、菜兔。具有抗病力强、耐粗饲、对环境适应性好、繁殖力强等优点。

（6）犬（dog） 犬用做医学实验材料始于17世纪，犬的应用主要在实验外科方面。临床医生在研究新的手术或麻醉方法时往往选用犬来做实验，取得经验和技巧后用于临床。如心血管外科、脑外科、断肢再植、器官和组织移植等。犬的神经、血液循环系统发达，适合做失血性休克、弥散性血管内凝血、条件反射实验以及消化道和腺瘘手术。外科实验常用品种如下。

1）比格犬　又称小猎兔犬，属小型犬，性情温顺、短毛，便于实验操作，遗传较稳定，实验反应均一，是公认的实验用犬。

2）四系杂交犬　由Gvayhowd、Samoyed、Besenji、Labrador四品系动物杂交而成，是一种专门适用于外科手术用的犬，具有体型大、心脏大、耐劳、不爱吠叫等优点。

3）兰犬　性情温顺，体型大，专用于实验外科。

（7）猫（cat）　猫具有体质健壮和抵抗力强的优点。猫具有极敏感的神经系统，适于脑神经生理学研究和药理学研究。实验用猫一般分为家猫和品种猫两大类。

（8）猪（pig）　猪的心血管系统、消化系统、皮肤、营养需要、骨骼发育以及矿物质代谢等都与人的情况极其相似；猪的脏器重量也近似于人，并适合反复采样和进行各种手术，因此在生命科学研究领域中使用率越来越高。在某些实验领域内，有用猪取代犬的趋势。小型和微型实验用猪具有基因纯合度相对较高、遗传稳定性强、试验重复性好、性情温顺等优点。常用品种有：中国贵州小型香猪，版纳微型猪、德国Gottingen小型猪等。

（9）羊　分为山羊（artiodactyla）和绵羊（sheep）两种。山羊颈静脉表浅粗大，采血容易。绵羊是免疫学研究中常用的动物。

（10）非人灵长类动物　非人灵长类动物进化程度高，生理、生化、代谢特性接近于人，是重要的实验动物。但由于稀少且价格太贵，除非必要，一般以其他动物代替。可用于生理学、传染性疾病、药理毒理学、毒理学、器官移植的研究，并可复制人类疾病模型。常用品种如下：

1）猕猴属　恒河猴、熊猴、断尾猴、台湾岩猴、平顶猴。

2）其他品种　狨猴、獭猴、夜猴、松鼠猴、金丝猴。

3）巨大类人猿　长臂猿、猩猩、狒狒。

2. 非哺乳类动物

（1）禽鸟类　主要有鸽和鸡。鸽具有良好的记忆、敏锐的视觉和稳定的行为，是行为学研究的常用模型。

（2）两栖类　主要是蟾蜍和青蛙。蛙类的心脏在离体情况下仍可节律性收缩较长时间，可用于研究心脏的生理、药理等。

（3）爬行类　有龟、蜥蜴、蛇。

（4）鱼类　用于实验的鱼类有100余种。主要用于药理毒理学、胚胎学、遗传学、内分泌学等的研究。

三、实验动物的选择

医学实验中选择实验动物的基本原则：①选用与人的功能、代谢、结构和疾病特点相似的动物；②选择遗传背景明确、体内微生物得到控制或模型症状明显的动物；③选用解剖、生理特点符合实验目的要求的实验动物、充分利用不同品种品系实验动物存在的某些特殊反应。如：开胸和心脏实验适宜选用兔做实验；发热、解热和检查致热原实验适宜选用兔做实验；动脉粥样硬化实验适宜选用兔、猪、猴；肝外科实验研究适宜选用大鼠；胆囊功能研究不能选用大鼠；同品种不同品系的动物存在有很多特殊的反应，应注意选择应用；④选择对实验因素最敏感的动物；⑤选用与实验要求相适应的实验动物；⑥实验动物的选择和应用需注意符合相应的国际规范。国际上普遍要求动物实验达到实验室操作规范（GLP）和标准操作程序（SOP）。这些规范对实验动物的选择和应用、实验室条件、工作人员素质、技术水平、操作方法都要求标准化。这是实验动物选择和应用的总的要求。

第二节　实验动物的麻醉

麻醉（anesthesia）的基本任务是消除动物在实验过程中的疼痛和不适感，保障实验动物的安全，使动物在实验中服从操作，确保实验顺利进行。麻醉的意义第一是善待动物，第二是提高动物实验的效率。

一、动物实验常用麻醉方法

实验动物的麻醉可分为全身麻醉和局部麻醉两种类型。两种麻醉的方法各不相同。

1. **全身麻醉**　麻醉药经呼吸道吸入或静脉、肌内或腹腔内注射，产生中枢神经系统抑制，呈现神志消失、全身不感疼痛、肌肉松弛和反射抑制等现象，这种方法称全身麻醉。其特点为抑制深浅与药物在血液内的浓度有关，当麻醉药从体内排出或在体内代谢破坏后，动物逐渐清醒，不留后遗症。

（1）吸入麻醉法　麻醉药以蒸气或气体状态经呼吸道吸入而产生麻醉者，称吸入麻醉，常用乙醚作麻醉药。吸入法对多数动物有良好的麻醉效果，其优点是易于调节麻醉的深度和较快地终止麻醉。小型动物可采用麻醉箱诱导，即将浸润乙醚的棉球或纱布放入麻醉箱内，再将动物放入其中，隔4～6分钟后待动物四肢紧张度明显减低，角膜反射迟钝，则表示动物已进入麻醉，可取出动物行手术和操作；在麻醉变浅时，可将浸润乙醚的口罩或装有乙醚棉球的小烧杯套在动物口鼻上，使其补吸麻醉剂。对于大型动物如犬、猪等，直接吸入麻醉操作复杂，不宜选择；但长时间实验时，可在注射麻醉药物诱导后进行气管插管，吸入麻醉进行维持。

（2）注射麻醉法　注射麻醉又称非吸入麻醉，是一种既简单方便、又能使动物快速进入麻醉期而无明显兴奋期的方法。常采用的注射方法有腹腔注射、静脉注射、肌内注射等。注射麻醉途径的选择应遵循简单易行的原则。小鼠、大鼠、豚鼠等动物体型小，易于固定，腹腔注射（注射的部位约在腹部后1/3处略靠外侧，避开肝和膀胱）容易，且起效较快。兔耳缘静脉明显，且温顺，不需固定即可进行静脉注射麻醉。对于易伤人的犬、猫和体型较大、不易固定的猪，可先通过肌内注射（注射部位在臀部）速眠新、速麻安、氯胺酮或地西泮，待其肌肉松弛、不具有反抗力时，再视麻醉程度和实验需要对其进行静脉麻醉，犬、猫一般通过后肢的小隐静脉注射，猪一般通过耳缘静脉注射。在注射麻醉药物时，通常先用麻醉药总量的2/3，密切观察动物生命体征的变化，如已达到所需麻醉的程度，余下的麻醉药则不用，避免麻醉过深抑制延脑呼吸中枢导致动物死亡。给药几分钟后动物倒下，全身无力，反应消失，表明已达到适宜的麻醉效果，是手术的最佳时期。接近苏醒时，动物四肢开始抖动。这时如果手术还没有完成，就要及时将麻醉瓶放在动物口、鼻处，给予辅助吸入麻醉。

（3）全身麻醉的注意事项

麻醉前要注意的问题：

1）动物麻醉前应禁食，大动物禁食10~12小时。

2）不能使用泻剂。因为泻剂可降低血液的碱储备，从而增加血流和组织的酸度，在麻醉和失血状况下，易发生酸中毒，从而降低损伤组织的抗感染能力。

3）用犬作长时间实验前1小时应灌肠，以排除积粪。

4）检查麻醉剂质量、数量是否满足要求，麻醉固定器具是否有破损（漏气和堵塞），对过深麻醉的急救器材、药品也要准备齐全。

5）准确计算麻醉剂用量。由于动物存在个体差异，对药物的耐受性不同，体重与所需剂量并不成正比，所以介绍的剂量仅供参考使用。

6）配制的药液浓度要适中，不可过高，以免麻醉过快；但也不能过低，以减少注入溶液的体积。

麻醉期间要注意的问题：

1）掌握好麻醉深度 静脉注射必须缓慢，同时观察肌肉紧张性、角膜反射和对皮肤夹捏的反应，当这些活动明显减弱或消失时，要立即停止注射。在需要动物长时间处于麻醉状态的实验中，追加麻醉药物要严格控制剂量（一般不超过麻醉剂量的1/3），因为有了基础麻醉，麻醉药物稍微过量，便可超过动物的耐受域值，导致麻醉过深。

2）做好麻醉期间的动物监护 有条件的实验室还应配备心电监护仪，可随时监控动物的血压、脉搏情况。

3）必须保持动物气道的通畅和组织（眼球、舌、肠等器官）的营养 为了防止麻醉后的动物（主要是大、中型动物，如猫、犬、猪、山羊、猴等）因呼吸道阻塞而窒息死亡，最好在麻醉后、实验前进行气管插管，以保持其呼吸道通畅。

4）麻醉期间需注意保温 在麻醉期间，动物的体温调节功能受到抑制，会出现体温下降，影响实验结果。保温的方法有，实验桌内装灯、电褥、台灯照射等。无论用哪种方法加温都应根据动物的肛门体温而定。常用实验动物正常体温：猫为38.6℃±1.0℃，兔为38.4℃±1.0℃，大鼠为39.3℃±0.5℃。

2. 局部麻醉 用局部麻醉药阻滞周围神经末梢或神经干、神经节、神经丛的冲动传导，产生局部性的麻醉区，称为局部麻醉。其特点是动物保持清醒，对重要器官功能干扰轻微，麻醉并发症少，是一种比较安全的麻醉方法。适用于大中型动物各种短时间内的实验。局部麻醉操作方法很多，可分为表面麻醉、局部浸润麻醉、区域阻滞麻醉以及神经干（丛）阻滞麻醉。

（1）表面麻醉 利用局部麻醉药的组织穿透作用透过黏膜，阻滞表面的神经末梢，称表面麻醉。在口腔及鼻腔黏膜、眼结膜、尿道等部位手术时，常把麻醉药涂敷、滴入、喷于表面上，或尿道灌注给药，使之麻醉。如兔在眼球手术时，可于结膜囊滴入0.02%盐酸可卡因溶液，数秒钟即可出现麻醉。

（2）区域阻滞麻醉 在手术区四周和底部注射麻醉药阻断疼痛的向心传导，称区域阻断麻醉。常用药为普鲁卡因。

（3）神经干（丛）阻滞麻醉 在神经干（丛）的周围注射麻醉药，阻滞其传导，使其所支配的区域无疼痛，称神经干（丛）阻滞麻醉。常用药为利多卡因。

（4）局部浸润麻醉 沿手术切口逐层注射麻醉药，靠药液的张力弥散，浸入组织，麻醉感觉神经末梢，称局部浸润麻醉，是动物局部麻醉的常用方法。常用药为普鲁卡因。在施行局部浸润麻醉时，先固定好动物，用0.5%~1%盐酸普鲁卡因皮内注射，使局部皮肤表面呈现一橘皮样隆起，称皮丘，然后从皮丘进针，向皮下分层注射，在扩大浸润范围时，针尖应从已浸润过的部位刺入，直至要求麻醉区域的皮肤都浸润为止。每次注射时必须先抽注射器，以免将麻醉药注入血管内引起中毒反应。

二、常用麻醉药物及其合理应用

1. **常用麻醉药物** 动物实验中常用的麻醉药物根据麻醉方法的不同可分为：全身麻醉剂和局部麻醉剂。

（1）全身麻醉剂

1）挥发性麻醉剂 包括乙醚、氟烷、甲氧氟烷、安氟醚、异氟醚等，其中乙醚常用于实验动物的麻醉。

乙醚是最常用的挥发性麻醉剂。乙醚的麻醉量和致死量相差大，所以其安全范围较大；麻醉深度易于掌握，而且麻醉后恢复比较快，可控性好。但由于乙醚局部刺激作用大，可刺激上呼吸道黏液分泌增加；通过神经反射还可扰乱呼吸、血压和心脏的活动，并且容易引起窒息。因此，需在麻醉前给予一定量的吗啡和阿托品（基础麻醉），通常在麻醉前20～30分钟，皮下注射盐酸或硫酸吗啡（每千克体重5～10mg）及阿托品（每千克体重0.1mg）。盐酸吗啡可降低中枢神经系统兴奋性，提高痛阈，还可节省乙醚用量及避免乙醚麻醉过程中的兴奋期。阿托品可对抗乙醚刺激呼吸道分泌黏液的作用，可避免麻醉过程中发生呼吸道堵塞，或手术后发生吸入性肺炎。

2）非挥发性麻醉剂 通过腹腔、静脉或肌内注射而发挥麻醉作用。常用药物如下；

【巴比妥钠】

呈粉状，安全范围大，毒性小，麻醉潜伏期短，维持时间较长。使用剂量及方法：犬静脉注射225mg/kg体重；兔腹腔注射200mg/kg体重；鼠皮下注射200mg/kg体重。

【苯巴比妥钠】

作用持久，应用方便，在普通麻醉用量情况下对于动物呼吸、血压和其他功能无多大影响。通常在实验前半至一小时用药。使用剂量及方法为：狗腹腔注射80～100mg/kg体重，静脉注射70～120mg/kg体重（一般给70～80mg/kg体重即可麻醉，但有的动物要100～120mg/kg体重才能麻醉，具体用量可根据各个动物的敏感性而定）。兔腹腔注射150～200mg/kg体重。

【戊巴比妥钠】

作用时间不很长，一次给药的有效时间可延续3～5小时，所以十分适合一般使用要求。给药后对动物循环和呼吸系统无显著抑制作用，药品价格也很便宜。用时配成1%～3%生理盐水溶液，必要时可加温溶解，配好的药液在常温下放置1～2个月不失药效。静脉或腹腔注射后很快就进入麻醉期。使用剂量及方法为：狗、猫、兔静脉注射30～35mg/kg体重，腹腔注射40～45mg/kg体重。

【硫喷妥钠】

为黄色粉末，有硫臭，易吸水。其水溶液不稳定，故必须现用现配，常用浓度为1%～5%。此药作静脉注射时，由于药液迅速进入脑组织，故诱导快，动物很快被麻醉。但苏醒也很快，一次给药的麻醉时效仅维持半至一小时。此药对胃肠道无副作用，但对呼吸有一定抑制作用，由于其抑制交感神经较副交感神经强，常有喉头痉挛，因此注射时速度必须缓慢。实验剂量和方法：犬静脉注射20～25mg/kg体重；兔静脉注射7～10mg/kg体重。静脉注射速度以15秒钟注射2ml左右进行。小鼠1%溶液腹腔注射0.1～0.3毫升/只；大鼠0.6～0.8毫升/只。

【氨基甲酸乙酯】

即乌拉坦，此药是比较温和的麻醉药，安全度大。多数实验动物都可使用，更适合于小动物。一般用作基础麻醉，如使用全部过程都用此麻醉时，动物保温尤为重要。使用时常配成20%～25%水溶液，犬、兔静脉、腹腔注射0.75～1g/kg体重。但在作静脉注射时必须溶在生理盐水中，配成5%或10%溶液，及每公斤体重注射10～20ml。鼠1.5～2g/kg体重，由腹腔注射。

【氯胺酮】

本品为苯环乙哌啶（phencyclidine）的衍生物，其盐酸盐为白色结晶粉末，溶于水，微溶于乙醇，pH 3.5～5.5。该麻醉剂注射后动物很快进入浅睡眠状态，但不引起中枢神经系统深度抑制，一些保护性反射仍然存在，所以麻醉的安全期相对高。它主要是阻断大脑联络径路和丘脑反射到大脑皮层各部分的路径，是一种镇痛麻醉剂。一般多用于犬、猫的动物的基础麻醉和啮齿类动物的麻醉。本品能迅速通过胎盘屏障，影响胎儿，所以应用于怀孕的动物时必须慎重。

【水合氯醛】

作用特点与巴比妥类药物相似，能起到全身麻醉作用，是一种安全有效的镇静催眠药。其麻醉量与中毒量很接近，所以安全范围小，使用时要注意。其副作用是对皮肤和黏膜有较强的刺激作用。

（2）常用局部麻醉剂

【普鲁卡因】

此药毒性小，见效快，常用于局部浸润麻醉，用时配成0.5%～1%。

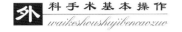
【利多卡因】

此药见效快，组织穿透性好，常用1%～2%溶液作为大动物神经干阻滞麻醉，也可用0.25%～0.5%溶液作局部浸润麻醉。

【地卡因】

化学结构与普鲁卡因相似，能穿透黏膜，作用迅速，1～3分钟起效，药效持续60～90分钟。其局麻作用比普鲁卡因强10倍，吸收后的毒性作用也相应加强。

2. 麻醉药物的合理应用

（1）合理选择麻醉药物

1）尽量选择安全范围大而且麻醉效果好的药物。

2）根据实验动物对麻醉药物的敏感性进行选择。如相对于其他实验动物，小鼠和大鼠对速眠新的敏感性较低，但对其他麻醉药物，如盐酸氯胺酮、戊巴比妥钠等，其敏感程度与其他动物相比基本相同。

3）实验动物生理状态不同对麻醉药物的选择也不同。如氯胺酮可通过胎盘传播给胎儿，因此不宜用于对怀孕动物的麻醉。乙醚易引起呼吸道分泌增多，不宜用于哮喘等呼吸疾病动物模型的麻醉。

4）根据不同麻醉途径选择麻醉药物。戊巴比妥钠、盐酸氯胺酮均通过静脉注射，速眠新通过肌内注射。而乙醚作为吸入性麻醉剂，必须在密闭容器中，通过吸入方式麻醉。

5）根据不同动物实验选择麻醉药物。如动物实验需要动物保持较长时间麻醉状态、麻醉程度较深，可选择具有较强镇静催眠作用的戊巴比妥钠；如所需时间较短、麻醉程度较浅，可使用中枢性抑制但作用短效的乙醚，以及对中枢抑制弱、苏醒快的盐酸氯胺酮及速眠新。

6）复合麻醉的药物选择　复合麻醉可以减少每种药物的剂量和副作用，避免单纯使用一种麻醉药物时麻醉过深或长时、大量使用对机体可能带来的不利因素，在保护实验动物的同时，更好地达到实验预期目的。

（2）动物给药量的确定　动物实验所用的药物剂量，一般按mg/kg体重或g/kg体重计算，应用时须从已知药液的浓度换算出相当于每kg体重应注射的药液量（ml数），以便给药。动物对同一药物耐受性与人不同，一般动物的耐受性要比人大，单位体重的用药量动物比人要高。须将人的用药量换算成动物的用药量，人和动物间接体表面积折算的等效剂量可参见表4-1。如按单位体重口服用药量换算，当人的用药量为1时，小鼠、大鼠的用量为50～100，兔、豚鼠的用量为15～20，狗、猫的用量为5～10。另可先用少量小鼠粗略探索中毒剂量或致死剂量，一般取它的1/10～1/5作为应用剂量。大动物开始剂量为鼠类剂量（小鼠常用注射麻醉药用量见表4-2）的1/15～1/2（按每千克体重计），以后根据动物的反应再调整剂量。此外，确定动物给药剂量时，要考虑因给药途径不同，所用剂量也不同。以口服量为100时，皮下注射量为30～50，肌内注射量为20～30，静脉注射量为25。最后，还要考虑给药动物的年龄大小和体质强弱，一般说推荐的给药剂量是指成年动物的，如是幼龄动物，剂量应减小。如以犬为例：6个月以上的犬给药剂量为1份时，3～6个月的给1/2份，45～89日的给1/4份，20～44日的给1/8份，10～19日的给1/16份。动物实验常用麻醉药物推荐剂量见表4-2。

表4-1　人和动物间按体表面积折算的等效剂量比值表

	小白鼠 （20g）	大白鼠 （200g）	豚鼠 （400g）	家兔 （1.5kg）	猫 （2.0kg）	猴 （4.0kg）	犬 （12kg）	人 （70kg）
小白鼠	1.0	7.0	12.25	27.8	29.7	64.1	124.2	378.9
大白鼠	0.14	1.0	1.74	3.9	4.2	9.2	17.8	56.0
豚鼠	0.08	0.57	1.0	2.25	2.4	5.2	4.2	31.5
家兔	0.04	0.25	0.44	1.0	1.08	2.4	4.5	14.2
猫	0.03	0.23	0.41	0.92	1.0	2.2	4.1	13.0
猴	0.016	0.11	0.19	0.42	0.45	1.0	1.9	6.1
犬	0.008	0.06	0.10	0.22	0.23	1.0	1.0	8.1
人	0.0026	0.018	0.031	0.07	0.078	0.52	0.82	1.0

表4-2　不同动物的全身麻醉剂量与用法

动物	给药途径	盐酸氯胺酮 （mg/kg）	戊巴比妥 （mg/kg）	硫喷妥钠 （mg/kg）	水合氯醛 （mg/kg）	乌拉坦 （mg/kg）
小鼠	iv		35	25		
	ip		50	50	400	
	im	22~44				
大鼠	iv		25	20		0.75
	ip		50	40	300	
	im					
地鼠	iv			20		
	ip			40	200~300	

续 表

动物	给药途径	盐酸氯胺酮（mg/kg）	戊巴比妥（mg/kg）	硫喷妥钠（mg/kg）	水合氯醛（mg/kg）	乌拉坦（mg/kg）
豚鼠	iv		30	20		
	ip		40	50	200～300	1.5
	im					
兔	iv					
	ip					
	im	22～24				
猫	iv		25	28	300	1.25～1.5
	ip					1.25～1.5
	im	15～30				
犬	iv		30	25	125	1.0
猴	iv		35	25		
	ip			60		
	im					
绵羊	iv		30			
山羊	iv		30			
猪	iv		30～20	9～10		
＜45kg	im	10～15				
猪	iv		15	5		
＞45kg	im	10～15				

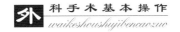
第三节　实验动物的复苏与抢救

实验过程中，由于过量麻醉，可导致一些临床表现，应及时采取复苏和抢救措施，以减少不必要的损失。

一、呼吸停止

可出现在麻醉的任何一期。如在兴奋期，呼吸停止具有反射性质。在深麻醉期，呼吸停止是由于延髓麻醉的结果，或由于麻醉剂中毒时组织中血氧过少所致。

1. **临床症状**　呼吸停止的临床主要表现是胸廓呼吸运动停止，黏膜发绀，角膜反射消失或极低，瞳孔散大等。呼吸停止的初期，可见呼吸浅表、频数不等而且间歇。

2. **治疗方法**　必须停止供给麻醉药，先打开动物口腔，拉出舌头到口角外，应用5％CO_2和60％O_2的混合气体间歇人工呼吸，同时注射温热葡萄糖溶液、呼吸兴奋药、心脏急救药。

3. **呼吸兴奋**　此类药物作用于中枢神经系统，对抗因麻醉过量引起的中枢性呼吸抑制，常用的有尼可刹米、戊四氮、贝美格等。

（1）尼可刹米　尼可刹米又名可拉明，人工合成品。直接兴奋呼吸中枢，安全范围较大，适用于各种原因引起的中枢性呼吸衰竭。每次用量0.25g～0.50g，静脉注射。大剂量可致血压升高、心悸、心律失常、肌颤等。

（2）戊四氮　戊四氮为延髓兴奋药，能兴奋呼吸及血管运动中枢，对抗巴比妥类及氯丙嗪等药物过量所致的中枢性呼吸衰竭。每次用量0.1g，静脉注射或心内注射。可以重复使用，但大剂量可导致惊厥。

（3）贝美格 贝美格与戊四氮相似，作用较短，安全范围较戊四氮宽。主要对抗巴比妥类和水合氯醛中毒。每次用量50mg，静脉缓慢注射。过量使用可引起肌肉抽搐和惊厥。

二、心跳停止

在吸入麻醉时，麻醉初期出现的反射性心跳停搏，通常是由于剂量过大的原因。还有一种情况，就是手术后麻醉剂所致的心脏急性变形，心功能急剧衰竭所致。

1. **临床症状** 呼吸和脉搏突然消失，黏膜发绀。心跳停搏的到来可能无预兆。

2. **治疗方法** 心跳停搏应迅速采取心脏按摩，即用掌心（小动物用指心）在心脏区有节奏地敲击胸壁，其频率相当于该动物正常心脏收缩次数。同时，注射心脏抢救药。

3. **心脏抢救药**

（1）肾上腺素 肾上腺素用于提高心肌应激性，增强心肌收缩力，加快心率，增加心脏排血量。用于心搏骤停急救，每次0.5～1mg，静脉注射、心内或气管内注射。肾上腺素也有一定的复跳作用，用于治疗窦缓、室颤等。氟烷麻醉中毒禁用。

（2）碳酸氢钠 碳酸氢钠是纠正急性代谢性酸中毒的主要药物。首次给药用5%碳酸氢钠按1～2ml/kg注射。对于心脏停搏的动物，可于首次注射肾上腺素以后立即静脉给药，因为酸中毒的心肌对儿茶酚胺反应不良。

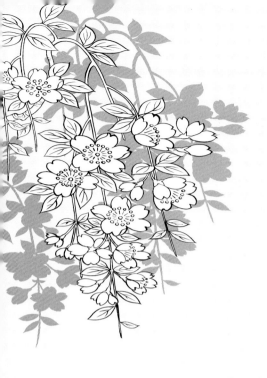

第五章　外科无菌技术

第一节　无菌技术操作原则

　　无菌技术是在进行医疗护理操作过程中，防止一切微生物侵入机体和保持无菌物品及无菌区域不被污染的操作和管理方法。手术团队成员应熟练掌握一般无菌技术原则、手术中应遵循的无菌技术原则以及无菌物品储存原则，并在工作中严格遵循并执行，以维护手术过程的无菌性，减少和杜绝外科切口感染的发生，以确保患者的安全和手术的顺利进行。

一、一般无菌技术原则

　　1. 操作环境需清洁、宽敞、明亮。为减少空气中的尘埃，进行无菌操作的30分钟前应停止清扫工作，减少人员流动。

　　2. 尽量备齐所需用物，以减少操作过程中的穿插和走动。

　　3. 工作人员应修剪指甲、洗手、戴帽及口罩，着长袖工作服时应将衣袖挽至肘关节以上或束紧衣袖口，以防交叉感染。必要时穿无菌衣，戴无菌手套。

　　4. 明确无菌区和非无菌区，操作者应面向无菌区，手臂不可跨越无菌区，不可面向无菌区讲话、咳嗽、打喷嚏。

　　5. 无菌物品需用无菌持物钳或镊夹取。

　　6. 无菌物品一经取出，即使未用也不可放回无菌容器中。

　　7. 怀疑无菌物品被污染，应立即停止使用。

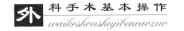
8. 一份无菌物品仅供一位病人使用。

二、手术中应遵循的无菌技术原则

（一）术前无菌原则

1. 避免浮尘飞扬，影响手术间净化效果　术前应做好准备工作，术中应尽量减少因拿取物品而造成的人员穿插和走动。各项操作动作轻，勿在手术间内抖动各种敷料，所有整理工作宜安排在术后进行。

2. 未经灭菌或灭菌日期不清的物品，严禁使用。打开的无菌器械、敷料未使用者，需重新灭菌后方可再次使用。

3. 铺设无菌台尽可能接近手术开始的时间，无菌台一旦建立，必须有人看管，防止污染。

（二）术中无菌原则

1. 手术人员从刷手开始，双手的活动范围应保持在肩以下、脐以上、腋中线以前、手术床、器械车平面以上。穿好手术衣、戴好手套后，手术衣腹侧为相对无菌区，腰部以下和肩以上为非无菌区，无菌区应在手术床、器械车水平面以上，若器械掉至该平面以下应视为污染。

2. 切口处的布类无菌单应铺4层，下垂大于30cm，但不能接触地面。手术器械、敷料等无菌物品，不能超出无菌器械车边缘摆放。

3. 不可随意伸臂跨越手术区域拿取器械，严禁从手术人员背后传递器械和手术用物，必要时可从术者臂下传递，但不得低于手术台平面。

4. 手术开始后，各手术间的台上物品不得交互使用，已取出的无菌物品，包括手套、手术衣、中单、治疗巾、器械、纱布、注射器、针头、尿管等，不得放回无菌容器内。

5. 术中暂时不用的器械用物，摆放在器械车上，应用无菌巾覆盖。

6. 缝针应妥善放置，以避免针尖穿透无菌敷料和刺伤工作人员。

7. 手术中手术衣、手套、口罩被污染、浸湿或破裂，应立即更换，布类无菌单被污染应及时加盖，凡怀疑物品、器械被污染时，应立即停止使用并更换。手术间地面、台面一旦被血液污染，立即用消毒液擦拭干净。

8. 需留置体内的物品如心脏瓣膜、人工关节、可吸收缝线等不得用手直接拿取，尽量采取无触及技术传递。

9. 手术中接触污染部位的器械物品，须单独存放不得再用，已被污染的区域应重新更换无菌巾。

10. 限制参观人数，以减少污染的机会，30m^{2}以上的手术间参观人数不能超过3人，30m^{2}以下的手术间不能超过2人。参观人员应与术者保持30cm的距离、站立不能高于手术者50cm、不得随意在室内走动、互串手术间等。

11. 灯光的调节尽量使用无菌灯柄，由手术医生或器械护士调节，以避免巡回护士调节灯光时跨越无菌区，使用无菌灯柄时，应注意避免污染无菌手套和灯柄。

12. 手术人员须更换位置时，应后退一步，采取两人"背靠背"的换位方法，避免污染

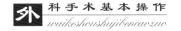

手臂及无菌区。

13. 同一手术间，应先做无菌手术，后做污染手术。

14. 遵从无菌技术原则，任何人被指出违反无菌技术时，必须立即纠正，不得争辩。

三、无菌物品储存原则

1. 无菌物品必须存放在无菌容器、无菌包或无菌区内。

2. 无菌包应存放在清洁干燥的环境，无菌物品与非无菌物品应分室放置。

3. 无菌包或无菌容器外应注明物品的名称、灭菌日期和有效日期。

4. 储存有效期受包装材料、封口严密性、灭菌条件、储存环境等因素影响。全棉布包装材料，室温在25℃以下，有效期为10~14天；一次性无纺布或一次性复合材料（纸塑包装），如该包装材料能阻挡微生物渗入，其有效期可相应延长。无菌包过期、包布受潮、破损或掉地，均视为污染，应重新灭菌使用。

5. 灭菌后的无菌包应放入洁净区的橱柜或货架上，橱柜或货架应不易吸潮，表面光滑且易于清洁和消毒；灭菌包应放于距地20~25cm，距天花板50cm，距墙远于5cm处的载物架上或橱柜内，物品应按失效日期的先后顺序码放，专室专用，专人负责，限制无关人员出入。

第二节　手术常用无菌技术操作

无菌技术是外科手术治疗的基本技术之一，是预防手术感染的关键环节之一，也是手术团队成员必须掌握的基本技术操作。主要包括外科手消毒，正确穿脱无菌手术衣，无触及戴手套，患者皮肤黏膜消毒与手术铺巾等。

一、外科手消毒

（一）基本概念

1. **外科手消毒（surgical hand antisepsis）**　指用消毒剂清除或杀灭手及上肢暂驻菌和减少常驻菌的过程。

2. **常驻菌（resident flora）**　也称固有性细菌，能从大部分人的皮肤上分离出来的微生物，是皮肤上持久的微生物。这种微生物是皮肤上持久固有的寄居者，不易被机械的摩擦清除。如凝固酶阴性葡萄球菌、棒状杆菌类、丙酸菌属、不动杆菌属等。

3. **暂驻菌（transient flora）**　也称污染菌或过客菌丛，寄居在皮肤表层，是常规洗手很容易被清除的微生物。接触病人或被污染的物体表面可获得，可随时通过手的接触进行传播。

4. **手消毒剂（hand antiseptic agent）**　指用于手部皮肤以减少手部皮肤细菌包括暂驻菌和部分常驻菌数量的抗微生物物质，如乙醇、氯已定（洗必泰）、碘伏。

5. **速干手消毒剂（alcohol-based hand rub）**　指含有乙醇和护肤成分，并应用于手部，以减少手部细菌的消毒剂。

6. **免洗手消毒剂（waterless antiseptic agent）**　直接取适量消毒液于手心，双手互相揉搓直至干燥，不需要外用水的一种消毒剂。

（二）外科手消毒的目的

1. 清除指甲、手、前臂的污物和暂驻菌。

2. 使常驻菌数不超过5cfu/cm^2。

3. 抑制微生物的快速再生。

（三）消毒剂的选择及原则

1. 能够显著减少完整皮肤上的菌落数量。

2. 含有不刺激皮肤的广谱抗菌成分，能够在手术期内持续发挥杀菌作用。

3. 作用快速。

4. 与其他物品不产生拮抗性。

（四）外科手消毒的方法

1. 刷手法 是指以机械性刷洗及化学消毒方法，去除指甲、双手和手臂的污垢、暂驻菌和部分常驻菌，使手上原有微生物数目降至最低的程度（手指常驻菌数不超过5cfu/cm^2），并抑制微生物快速、反弹性繁殖。刷手后并不能保证无菌，所以还需再穿手术衣和戴手套。

【准备工作】

（1）整理仪容包括 刷手服、帽子和口罩。将袖口挽至上臂上1/3以上，头发不可外露，口罩须遮住口鼻。

（2）剪短指甲，使指甲平整光滑，指甲不可超过指尖1mm，不可涂指甲油。见图5-1-1。

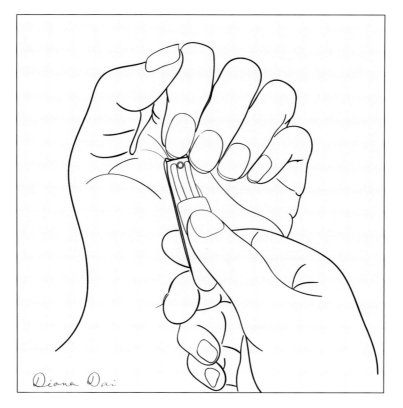

图5-1-1　刷手前，剪短指甲

（3）除去手表及手部饰物。

【刷手步骤】

（1）用消毒液、流动水将双手、前臂至肘上10cm清洗一遍。

（2）取无菌手刷，检查手刷包装的密闭性（图5-1-2），浇上消毒液，手刷不可与刷手液出液口接触。自指尖至上臂下1/3进行刷洗。用手刷的刷毛面彻底刷洗手指、指间、手掌、手背和手腕部，双手交替用时共2分钟；用手刷海绵面无遗漏刷洗前臂、肘部至上臂下1/3，用时共1分钟（图5-1-3）。

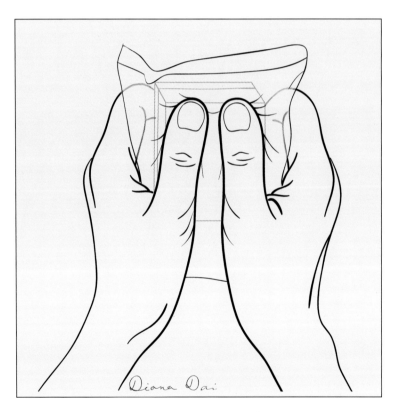

图5-1-2 打开手刷包前检查密闭性

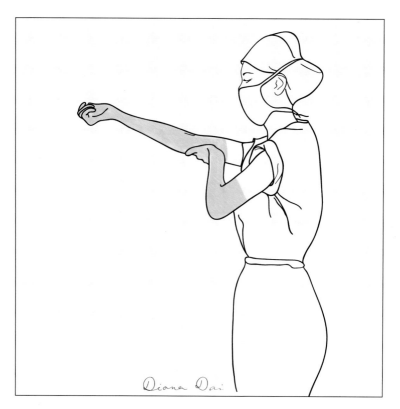

图5-1-3 刷手消毒范围

（3）刷手过程注意指甲、关节及皮肤皱褶处应反复无遗漏刷洗（图5-1-4）。手始终要高于手臂，且保持在胸腰段范围内。刷手时要有足够的刷手液，且用力要适当，才能达到化学消毒剂及机械性刷洗的作用。

（4）流动水自指尖、手、前臂及肘部冲洗，手及前臂应高于肘关节，向一个方向移动冲洗，以免手臂部的水反流到手掌，造成污染。

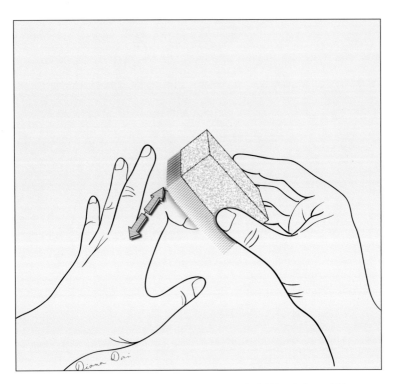

图5-1-4　刷手时，注意指甲、关节及皮肤皱褶处应无遗漏

（5）流动水冲洗手刷，再用此刷按步骤（图5-1-5）刷洗，自指尖至上臂下1/3处，共用时2分钟，不再冲洗，将手刷弃入刷手池内。

（6）手及前臂呈上举姿势，保持在胸腰段水平进入手术间（图5-1-6）。

（7）刷手期间至戴手套前，若手及前臂被污染或怀疑被污染，应重新按以上步骤刷手。

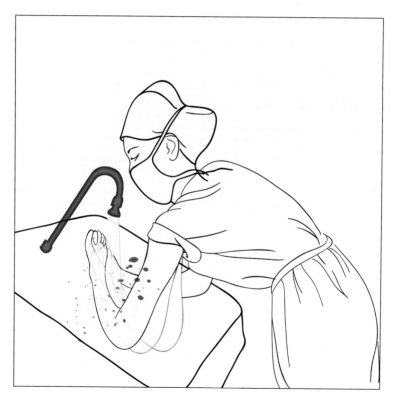

图5-1-5　冲洗时注意移动方向

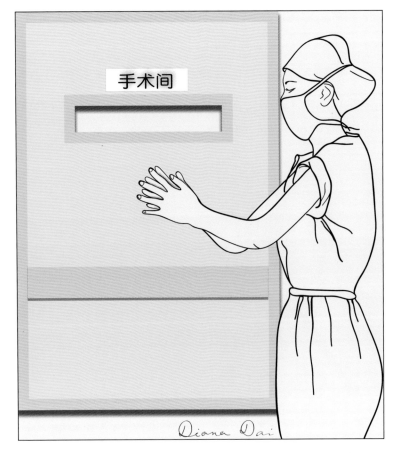

手术间

图5-1-6　刷手后，手及前臂一直要保持在胸腰段水平进入手术间

（8）连续进行手术时的手消毒法。连续进行下一手术时，需重新按外科手消毒法进行。

2. **浸泡法**　目前已少用。将双手和前臂浸入消毒液内，液面至肘上10cm。浸泡同时用小毛巾轻轻擦洗皮肤5分钟，手不可触碰桶口。浸泡毕，拧干小毛巾或用无菌小毛巾、消毒纱布等擦干或晾干双手。

（五）外科手消毒的并发症

由于反复刷洗手部皮肤，使皮肤发生机械性的损伤，可造成皮肤角质层破坏，引起发红、干燥、皮炎、皲裂、过敏甚至皮肤感染等。

二、手术室擦手法

1. 一手从无菌手术衣上抓取一块擦手巾。避免接触擦手巾以外的衣物，注意刷手液不能滴到无菌区内。

2. 将擦手巾从抓取侧展开，分别以擦手巾两面擦干双手，两面不得交换。

3. 按对角线方向对折擦手巾，下层长于上层，置于一侧手腕上，底边朝向肘部方向。

4. 另一手抓住两底角，从腕向肘部交互转动擦拭，擦干手臂。注意不得超过刷手边界，且不要碰到刷手衣。

5. 该手放开外侧底角，抓内侧底角，沿手臂外侧取下擦手巾。

6. 保持底边及两底角不变，打开擦手巾，沿反面对角线方向对折，按步骤3、4擦干另一侧手及手臂。

三、穿脱无菌手术衣

常用的无菌手术衣有两种：一种是对开式无菌手术衣，另一种是全包式（遮盖式）无菌手术衣。两种手术衣的穿法各不相同，无菌范围也不相同。

（一）对开式无菌手术衣

1. 抓取折叠好的无菌手术衣，选择较宽敞的空间，手持衣领展开，面向无菌区，注意勿使手术衣触碰到周围人员、物品或地面（图5-3-1）。

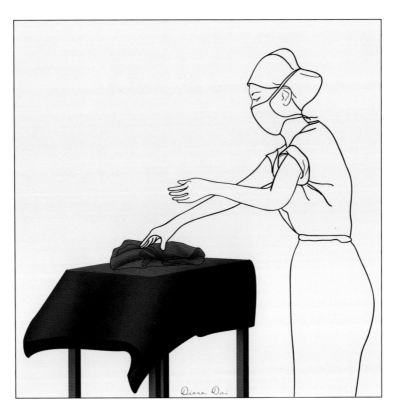

图 5-3-1　抓取无菌手术衣

2. 两手持衣领两角，将手术衣展开，使其内侧面面向自己（图5-3-2）。

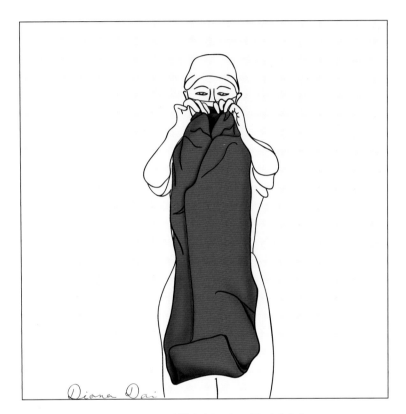

图5-3-2　双手持衣领两角，展开手术衣

3. 将手术衣向上轻轻抛起，双手顺势向前平行插入袖中，两臂前伸，不可高举过肩，也不可向左右张开，以免碰触污染（图5-3-3）。

4. 巡回护士在穿衣者背后抓住衣领内面，协助并系上衣领后带。

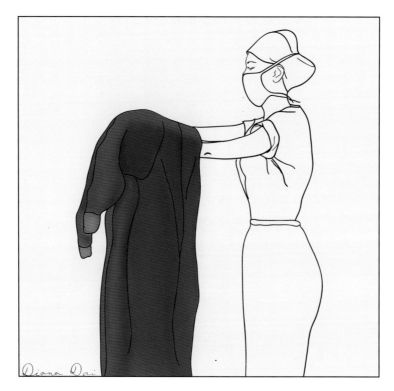

图 5-3-3　双手平行插入手术衣后，注意手臂位置，避免污染

　　5. 穿衣者双手交叉，身体略向前倾，用手指夹腰带递向后方，巡回护士在其身后接住腰带系好。注意：穿好手术衣后，双手应举在胸前，上不过肩，下不过脐，左右不过腋前线。

（二）全包式（遮盖式）无菌手术衣

1. 抓取手术衣，手持衣领展开露出袖口。

2. 将手术衣轻轻向上抛起的同时，顺势将双手和前臂平行向前伸入衣袖内。

3. 巡回护士在其身后系好颈部、背部内侧系带。

4. 无触及法戴无菌手套。

5. 戴无菌手套后将前面的腰带解开递给已戴好无菌手套的手术人员，也可由巡回护士用无菌持物钳夹持腰带，穿衣者在原地旋转一周后，接无菌腰带自行系于腰间（图5-3-4）。

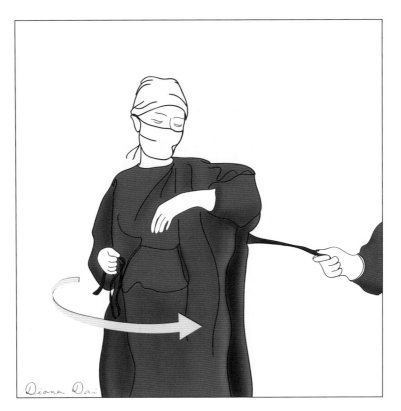

图5-3-4　穿衣者与已戴好无菌手套的手术人员或巡回护士配合，穿毕手术衣

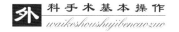
6. 穿衣后手臂活动的无菌区域为肩以下、脐以上的胸前，双手、前臂、左右腋中线内，后背为相对无菌区。

（三）脱无菌手术衣

1. 两人脱衣法　对开式无菌手术衣由巡回护士松解后背系带及腰带后，他人握住衣领内面脱去手术衣，自行脱去手套。全包式（遮盖式）无菌手术衣由穿衣者先自行松解腰部无菌系带，再由巡回护士解开其身后颈部、背部系带，由他人握住衣领内面脱去手术衣，自行脱去手套。

2. 个人脱衣法　由他人松解各系带后，脱衣者左手抓住右肩手术衣外面，自上拉下，使衣袖由里外翻，同法拉下左肩，脱掉手术衣，并使衣里面外翻，保护手臂及洗手衣裤不被手术衣外面所污染，再自行脱去手套。

（四）注意事项

1. 穿手术衣必须在手术间面向无菌区进行，周围有足够的空间。

2. 穿衣时，手术衣不得触及地面或周围的人或物，若不慎接触，应立即更换。巡回护士向后拉衣领、衣袖时，双手均不可触及手术衣外面。

3. 无接触式戴手套时，穿衣者双手不得伸出袖口。

4. 穿遮盖式手术衣时，穿衣人员必须戴好手套，方可接触腰带。

5. 穿好手术衣、戴好手套，双手互握置于胸前。

6. 脱手术衣时，应先脱手术衣再摘手套，避免将手污染。

7. 如有接台手术应重新进行手消毒再穿无菌手术衣。

四、无触及戴无菌手套法

由于手的外科消毒仅能去除、杀灭皮肤表面的暂驻菌，对常驻菌基本无效。在手术过程中由于手部的活动，皮肤深部的细菌会由手术者的汗液带到手的表面。因此，参加手术的人员必须戴无菌手套。

传统戴无菌手套的方法是用消毒的手去拿取灭菌手套的翻折边，此种方法存在两点不足：一是在戴手套的过程中必须要明确灭菌手套的哪些部位被消毒手接触过，操作者依从性较差，污染的可能性较大；二是翻转手套的翻折边（消毒手接触过）压住灭菌手术衣的袖口时，袖口有被污染的可能，且由于在手术过程中手套可能下滑，易露出灭菌袖口。而无触及戴手套法会避免这些问题，操作者的依从性较高。

无触及戴手套法是医护人员手消毒、穿无菌手术衣后，借助手术衣的衣袖完成的一种手不直接接触灭菌手套的穿戴方法。其优点是保证了医护人员从手消毒到穿手术衣、戴手套的整个过程中，消毒的手不直接接触手套而在衣袖内完成戴手套的全部动作。

1. 取无菌手术衣，双手平行向前同时伸进袖内，手不出袖口。

2. 隔着衣袖取无菌手套放于另一只手的袖口处，掌心相对，手套的手指指向近心端（图5-4-1）。

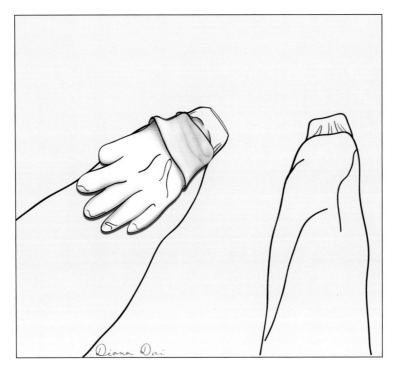

图5-4-1　无触及戴手套法步骤1

3. 放有手套的手隔着衣袖将手套下面的翻折边抓住，另一只手隔着衣袖拿上面的翻折边将手套翻于袖口上，手迅速伸入手套内（图5-4-2，图5-4-3）。

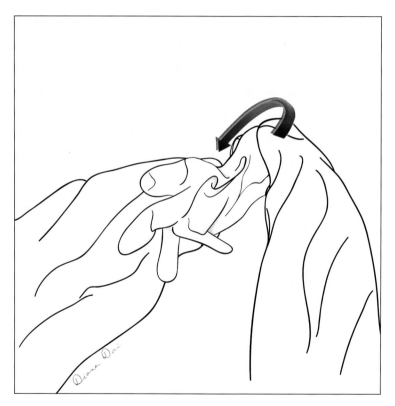

图5-4-2　无触及戴手套法步骤2

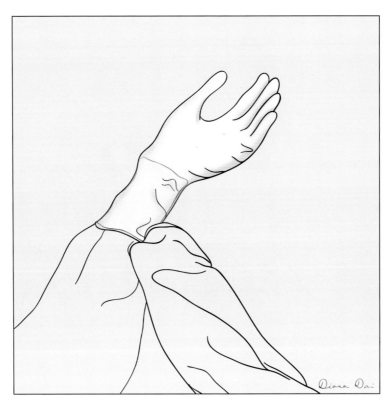

图5-4-3　无触及戴手套法步骤3

4. 同法戴另一侧手套，最后进行手套的松紧度调整（图5-4-4）。

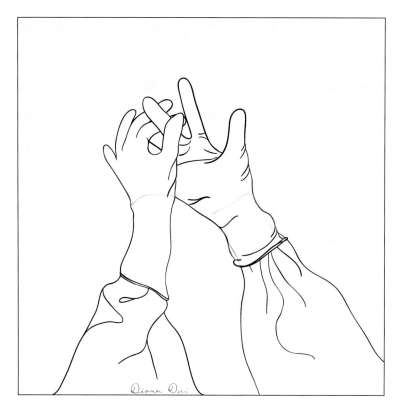

图 5-4-4　无触及戴手套法步骤4

五、手术病人皮肤粘膜消毒

任何手术的进行均要通过皮肤或黏膜，而皮肤表面常有各种微生物存在，包括暂驻菌群和常驻菌群，尤其是当术前备皮不慎损伤皮肤时，更容易造成暂驻菌寄居繁殖，成为外科切口感染的危险因素之一。手术病人皮肤黏膜消毒的目的在于消灭手术切口处及其周围皮肤上的暂驻菌，最大限度地杀灭或减少常驻菌。因此，手术病人皮肤黏膜消毒便成为预防外科切口感染的一个重要环节。

（一）消毒液的选择

根据手术部位、术式和患者年龄不同，术野皮肤消毒所选用的消毒剂种类也有所不同（表5-1）。

表5-1　常用皮肤（粘膜）消毒剂

消毒剂	主要用途	特点
2%～3%碘酊	皮肤消毒	杀菌广谱、作用力强，能杀灭芽孢
0.05%～0.1%碘酊	黏膜、伤口的擦拭或冲洗	杀病毒、真菌、细菌，刺激性强
0.2%～0.5%碘伏	皮肤消毒	杀菌力较碘酊弱，不能杀灭芽孢，无需脱碘
0.02%～0.05%碘伏	黏膜、伤口的冲洗	杀菌力较弱，腐蚀性小
75%乙醇	颜面部、取皮区消毒，脱碘	杀灭细菌、病毒、真菌、对芽孢无效，对乙肝病毒等部分亲水病毒无效
0.1%～0.5%氯已定（洗必泰）	皮肤消毒	杀灭细菌，对结核杆菌、芽孢有抑制作用
0.05%～0.1%氯已定（洗必泰）	创面、颜面部、会阴、阴道、膀胱的冲洗。	杀菌力弱

1. 婴幼儿皮肤柔嫩，一般用75%乙醇，0.3%或0.5%碘伏消毒。

2. 普通外科、颅脑外科、骨科、心胸外科的术区皮肤消毒宜用2%～3%碘酊消毒，待干后，再用75%乙醇脱碘。或者选用0.2%～0.5%（有效碘）碘伏消毒两遍，无需脱碘。

3. 会阴部皮肤黏膜消毒用0.2%～0.5%碘伏消毒两遍。

4. 五官科手术消毒，面部、口腔黏膜、鼻部黏膜用0.2%～0.5%碘伏消毒。

5. 受损皮肤的消毒，烧伤和新鲜创伤的清创，先用无菌生理盐水反复冲洗，至创面清洁时拭干，再消毒。烧伤创面按其深度处理。创伤伤口用过氧化氢和1∶10碘伏消毒，外周皮肤按常规消毒。创伤较重者在缝合伤口前还需重新消毒铺巾。

（二）手术野皮肤消毒范围

1. **颅脑手术**　头部及前额。

2. **口、颊面部手术**　面、唇及颈部。

3. **耳部手术**　患侧头、面颊及颈部。

4. **颈部手术**

（1）颈前部手术　上至下唇，下至乳头，两侧至斜方肌前缘。

（2）颈椎手术　上至颅顶，下至两腋窝连线。如取髂骨，上至颅顶，下至大腿上1/3，两侧至腋中线。

5. **锁骨部手术**　上至颈部上缘，下至上臂上1/3处和乳头上缘，两侧过腋中线。

6. **胸部手术**

（1）侧卧位　前后过腋中线，上至锁骨及上臂上1/3，下过肋缘。

（2）仰卧位　前后过腋中线，上至锁骨及上臂，下过脐平行线。

7. **乳房手术**　前至胸骨中线，后至腋后线，上过锁骨及上臂，下过脐平行线。

8. **腹部手术**

（1）上腹部手术　上至乳头，下至耻骨联合，两侧至腋中线。

（2）下腹部手术　上至剑突，下至大腿上1/3，两侧至腋中线。

9. **腹股沟及阴囊部手术**　上至脐平行线，下至大腿上1/3，两侧至腋中线。

10. **胸椎手术**　上至肩，下至髂嵴连线，两侧至腋中线。

11. **腰椎手术**　上至两腋窝连线，下过臀部，两侧至腋中线。

12. **肾部手术**　前后过腋中线，上至腋窝，下至腹股沟。

13. **会阴及肛门部手术**　耻骨联合、肛门周围及臀、大腿上1/3内侧。

14. **髋关节手术**　前后过正中线，上至剑突，下过膝关节，周围消毒。

15. **四肢手术**　周围消毒，上下各超过一个关节。

（三）注意事项

1. 充分暴露消毒区。

2. 使用碘酊消毒，待干后方可脱碘，否则将影响消毒效果。

3. 消毒顺序以切口为中心，由内向外、从上至下。若为感染伤口或肛门区消毒，则应由外向内。已接触边缘的消毒纱球，不得返回中央涂擦。

4. 消毒范围以切口为中心向外20cm。

5. 使用消毒液擦拭皮肤时，需稍用力涂擦。

6. 消毒液不可过多，以免消毒时药液流向病人其他部位造成皮肤、黏膜烧伤。

7. 皮肤消毒时至少使用两把消毒钳，消毒钳使用后不可放回无菌器械台。

8. 在消毒过程中，消毒者双手不可触碰手术区或其他物品。

9. 消毒过程中床单被消毒液浸湿，应更换或加铺一层干的布单后再铺无菌巾，以免皮肤损伤。

10. 注意脐、腋下、会阴等处皮肤皱褶处的消毒。

六、手术铺巾

手术野铺无菌巾的目的除显露手术切口所必需的最小皮肤区之外，遮盖手术病人其他部位使手术区域周围环境成为一个较大范围的无菌区域。

（一）铺巾的基本方法

铺无菌巾由器械护士和手术医师共同完成。严格遵循铺巾原则，方法视手术切口而定，应穿戴手术衣和手套后进行，按先近侧后远侧的顺序进行铺盖，器械护士应按顺序传递治疗巾。

1. 开颅手术铺巾方法

（1）中单对折，加1块治疗巾，铺置于病人头枕部下方。

（2）切口周围铺4块治疗巾。

（3）用三角针4号线将治疗巾交叉点处固定于头皮上。

（4）对准手术切口铺大洞巾，覆盖托盘。

2. 耳、鼻、喉、眼部手术铺巾方法

（1）中单对折，加1块治疗巾横折1/4，铺置于病人头枕部下方，治疗巾包裹头部，以巾钳固定。

（2）于病人头面部左、右交叉各铺治疗巾1块。

（3）额部（齐眉处）铺治疗巾1张，盖住头以上部分，露出手术切口，于治疗巾交叉点处用钳固定。

（4）对准手术切口铺大洞巾，覆盖托盘。

3. 颈部手术铺巾方法

（1）治疗巾2块卷成团状，填于颈部两侧。

（2）治疗巾4块铺于手术切口四周，4把巾钳固定切口巾。

（3）对准手术切口铺大洞巾，覆盖托盘。

4. 乳房手术铺巾方法

（1）对折中单纵铺于患侧胸外侧及肩下，并盖住手术台。

（2）从内向外各横铺1张中单在手术台上。

（3）用治疗巾将肘关节以下的手背包裹，用无菌绷带缠绕固定。

（4）于手术切口四周铺治疗巾4块，4把巾钳固定切口巾。

（5）对准手术切口铺大洞巾，覆盖托盘。

【提示】双乳手术时需铺左右两个手术区，双侧肘关节以下，需用无菌绷带缠绕。

5．腹部手术铺巾方法

（1）消毒后器械护士传递第1块治疗巾，折边面向自己，铺盖切口会阴侧。

（2）第2块治疗巾铺盖切口对侧。

（3）第3块治疗巾切口头侧。

（4）第4块治疗巾铺盖切口近侧。

（5）对准手术切口铺大洞巾。

【提示】肋缘下斜切口时先在术侧肋缘下铺1张对折中单。

6．上肢手术铺巾方法

（1）上肢抬高消毒后，自腋窝向下纵铺1对折中单。

（2）从内向外各横铺1张中单。

（3）将一张治疗巾对折后环绕充气止血带，用巾钳固定。

（4）切口以下用治疗巾包裹后用无菌绷带缠绕。

（5）洞巾套于患肢根部。

7．下肢手术铺巾方法

（1）抬高消毒好的下肢，于会阴部塞1团状治疗巾，自臀部向下横铺2块大单盖住手术台

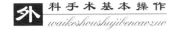

及对侧下肢。

（2）将一块治疗巾对折后环绕充气止血带上方，用巾钳固定，再用双折中单纵向包裹切口以下肢体，用无菌绷带缠好。

（3）大腿至腹部以上横置1张大单。

（4）大洞巾套于患肢根部。

8．下肢牵引复位手术铺巾方法

（1）消毒后，中单对折铺于患侧腿下的牵引床钢架上，使其保持无菌。

（2）中单对折铺于患侧臀下。

（3）股骨颈骨折，铺4块治疗巾；股骨中下段骨折，用治疗巾1块围于大腿根部。

（4）中单对折包裹小腿，用无菌绷带缠好。

（5）中单展开斜铺于大腿根部，遮盖会阴部及切口上方近侧。

（6）中单展开横铺于下腹部（或切口上方近侧）。

（7）中单展开，穿过患侧腿下方，遮盖对侧下肢及患侧腿下方的牵引床钢架。

（8）用手术贴膜2～3张，粘贴暴露的术区皮肤。

（9）在切口上铺大洞巾，覆盖于患侧腿上。

9．俯卧位、侧卧位手术铺巾方法

（1）在左、右腋中线下各塞1块对折的中单。

（2）铺4块治疗巾。

（3）对准手术切口铺大洞巾。

10. 食管上段癌根治手术（三切口）铺巾方法

（1）左、右颈下各塞1团状治疗巾。

（2）左、右肋缘下各铺1对折中单。

（3）治疗巾铺颈、胸、腹切口周围。

（4）中单1张包绕头端托盘后，再用2张中单交叉铺于头端托盘上。

（5）腹部切口与托盘间横铺1张中单；贴手术贴膜。

（6）大孔巾在切口处向下反折铺在脚端托盘上。

11. 膀胱截石位手术铺巾方法

（1）中单对折置于病人臀下。

（2）治疗巾7块铺于手术切口周围（耻骨上与会阴两切口之间共用一张四折治疗巾），巾钳6把固定切口巾。

（3）大单对折置于病人双腿上。

（4）大孔巾沿托盘方向铺开。

（二）铺巾注意事项

1. 根据手术的需要，灵活掌握，选择不同尺寸的铺巾。

2. 铺无菌单时，距离切口2~3cm落下，悬垂至手术床缘30cm以下，保证切口周围至少有4层覆盖。

3. 无菌巾一旦放下，不要移动，必须移动时，只能由内向外，不得由外向内移。

4. 铺单时，双手只能接触手术单的边角部，避免接触手术切口周围的无菌手术单部分。

5. 铺中、大单时，要手握单角向内卷遮住手背，以防手碰到周围非无菌物品如麻醉架、输液管等而被污染。

第六章　外科手术基本操作技术

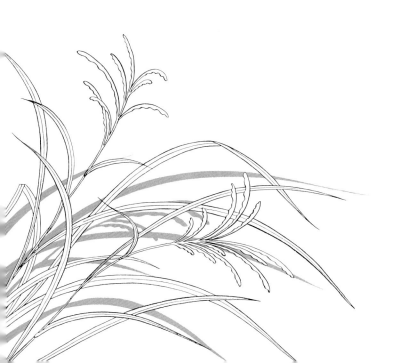

第一节　打　　结

打结是外科手术操作中最基本的技术之一，在外科手术的过程中打结是十分重要的操作。止血、缝合过程中都需要正确的打结操作。正确的打结方法可保证结扎牢固可靠，保证手术安全和质量。熟练的打结技术可缩短手术时间，减少手术对病人的创伤程度，有利于病人的恢复。不正确的打结方法可造成额外的组织损伤，延长手术时间，术后线结脱落或松弛，造成术后出血或吻合口漏，影响手术效果，危及病人生命。现代外科许多新技术的应用减少了手术中打结技术的应用，如电刀、超声刀、吻合器、金属或生物材料的外科夹，但仍不能完全取代外科打结技术。正确和熟练地掌握外科打结技术是外科手术操作的重要基本功。

一、结的种类

1. **方结**　又称平结，是手术中最常用的一种结。由方向相反的两个结组成。其特点是牢固可靠，不易滑脱。多用于结扎较小血管和各种缝合时的结扎。

2. **外科结**　打第一个结时线绕两次，使线间磨擦增大，故打第二个结时不易滑脱和松动，比较可靠。用于较大血管和组织张力较大部位的结扎。但因麻烦及费时，平时一般少用。

3. **三重结**　就是在方结的基础上再重复第一个结，且第三个结与第二个结的方向相反，较牢固。常用于较大血管和较多组织的结扎，张力较大组织的缝合，尼龙线、肠线的打结等。

4. **滑结** 打结时双手用力不均，只拉紧一根线，虽双手交叉，但仍使结线无法结牢而形成滑结，滑结容易松脱。手术中不宜采用此结。

5. **假结** 由两个方向完全相同的结构成，易滑脱和松解。手术中不宜使用（图6-1）。

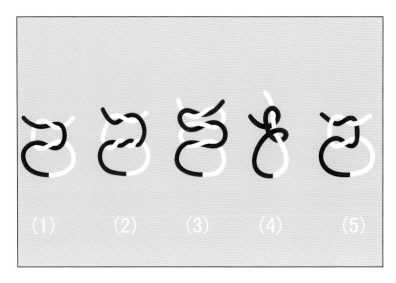

图6-1 结的种类
（1）方结 （2）外科结 （3）三重结 （4）滑结 （5）假结

二、打结方法及技术

打结的方法可分为单手打结法、双手打结法及器械打结法三种。

1. **单手打结法** 简便迅速，左右两手均可进行，最常用［图6-2-1-（1～6）］。

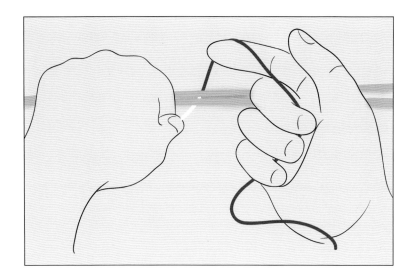

图 6-2-1-1　单手打结法步骤 1

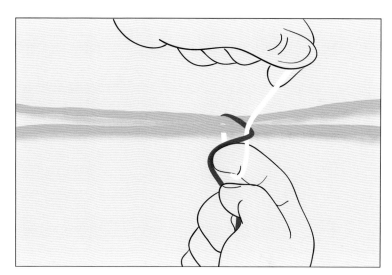

图 6-2-1-2　单手打结法步骤 2

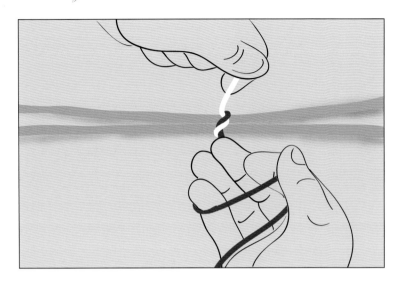

图6-2-1-3 单手打结法步骤3

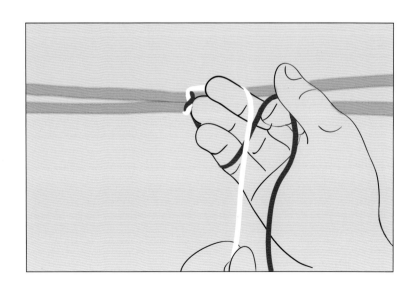

图6-2-1-4 单手打结法步骤4

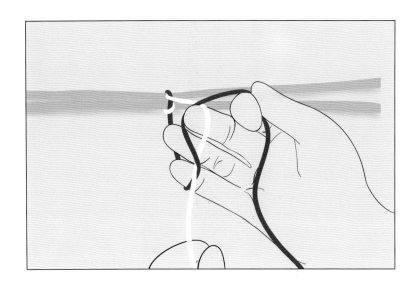

图 6-2-1-5　单手打结法步骤 5

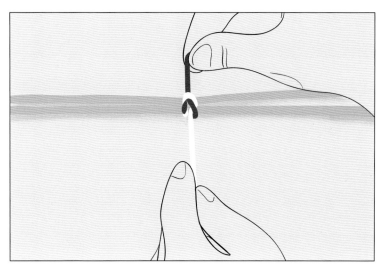

图 6-2-1-6　单手打结法步骤 6

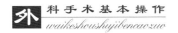

2. **双手打结法**　较单手打结法更牢固可靠，不易滑脱。方法较单手打结法复杂、费时。用于对深部或张力较大的组织结扎更为可靠。

（1）方结打结法［图6-2-2-（1~7）］

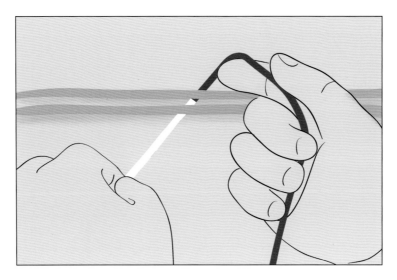

图6-2-2-1　方结打结法步骤1

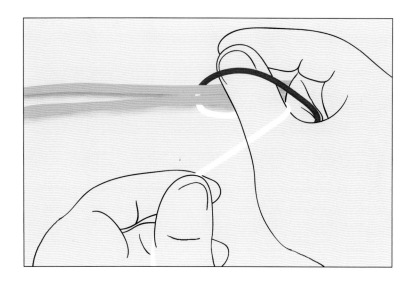

图 6-2-2-2 方结打结法步骤 2

图 6-2-2-3 方结打结法步骤 3

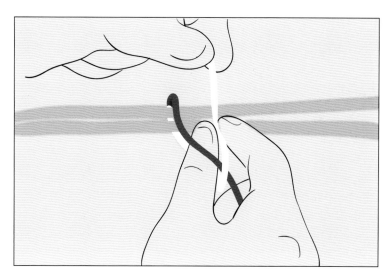

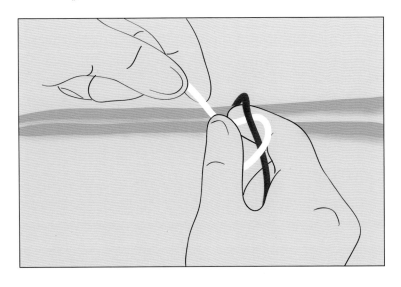

图 6-2-2-4　方结打结法步骤 4

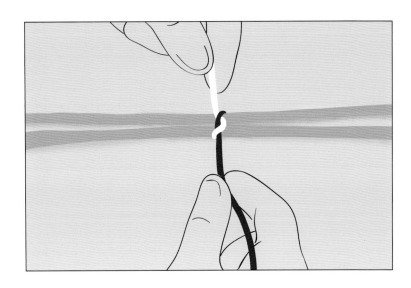

图 6-2-2-5　方结打结法步骤 5

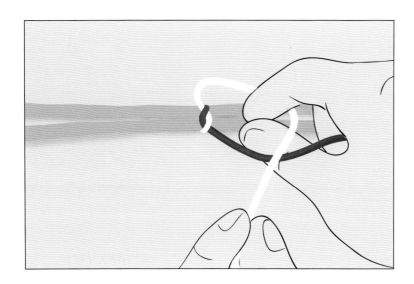

图 6-2-2-6　方结打结法步骤 6

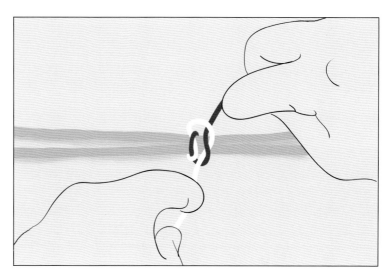

图 6-2-2-7　方结打结法步骤 7

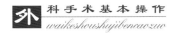
（2）外科结打结法［（图6-2-3-（1～7）］

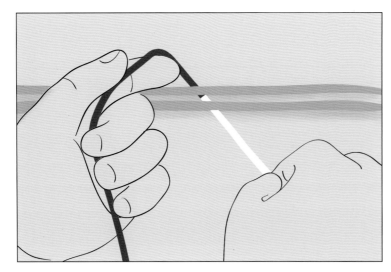

图6-2-3-1　外科结打结法步骤1

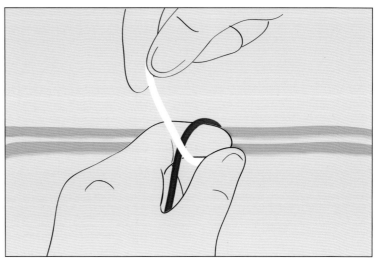

图6-2-3-2　外科结打结法步骤2

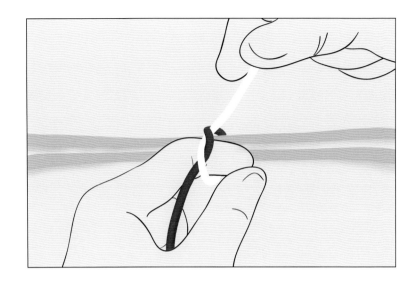

图6-2-3-3　外科结打结法步骤3

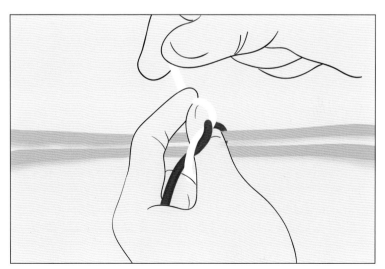

图6-2-3-4　外科结打结法步骤4

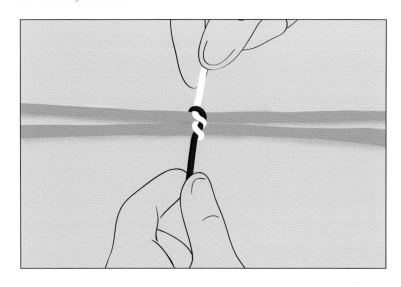

图6-2-3-5　外科结打结法步骤5

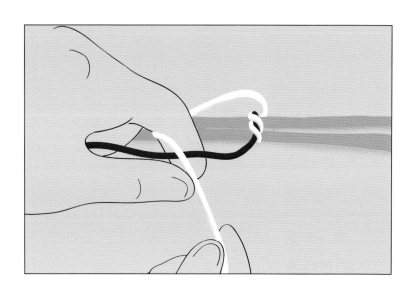

图6-2-3-6　外科结打结法步骤6

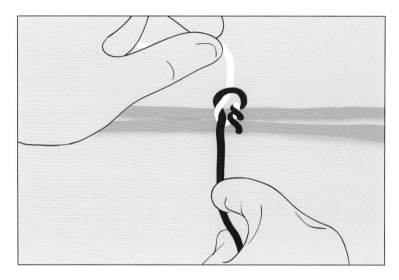

图6-2-3-7 外科结打结法步骤7

3. **器械打结法** 用血管钳或持针器打结，适用于深部、狭小手术野的结扎或缝线过短用手打结有困难时［图6-2-4-（1～6）］。

三、打结注意事项及原则

无论用何种方法打结，打结时必须注意下面几点：

1. **第一和第二结的方向相反** 如果两个结的方向相同，易形成假结。要打成一方结，两个结的方向必须相反。

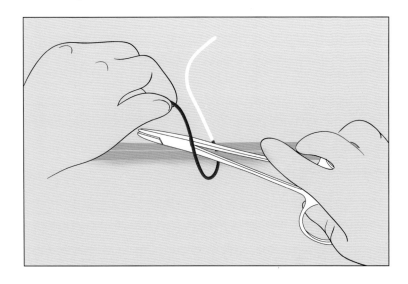

图 6-2-4-1　器械打结法步骤 1

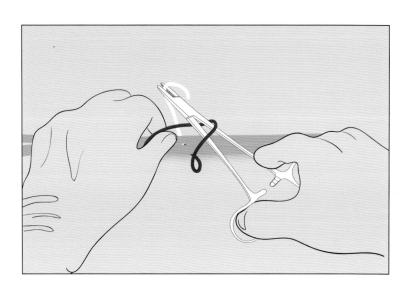

图 6-2-4-2　器械打结法步骤 2

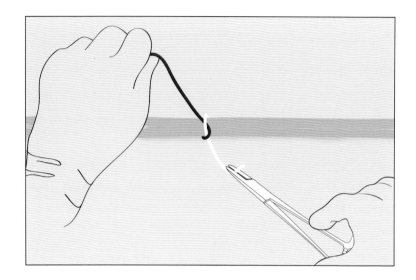

图6-2-4-3　器械打结法步骤3

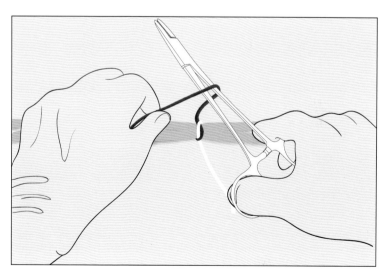

图6-2-4-4　器械打结法步骤4

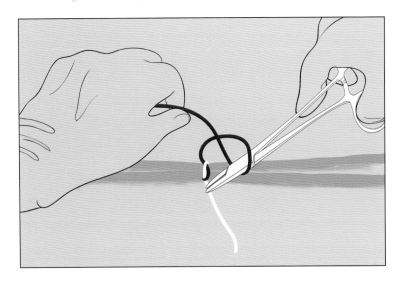

图 6-2-4-5　器械打结法步骤 5

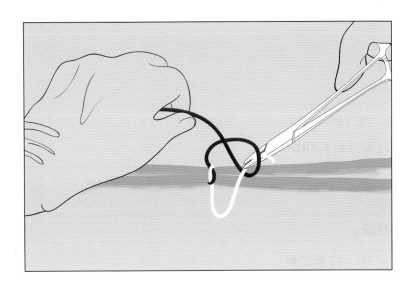

图 6-2-4-6　器械打结法步骤 6

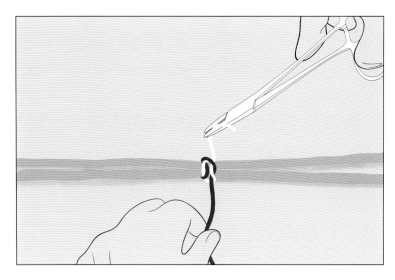

图6-2-4-7　器械打结法步骤7

2. **拉线的方向应顺着线结方向**　否则不易结牢，也容易断线。在实际操作过程中，打结的方向可因术野及操作部位的不同而有较小范围的改变。但改变的范围应小于90°，如果大小90°或接近180°，就会造成断线或滑结。

3. **两手用力均匀**　在打结的过程中，两手的用力一定要均匀一致。否则，可能导致滑结或牵拉结扎组织造成组织撕裂，线结拉脱。

4. **三点在一线**　打结拉线时应以手指压向结扎的组织，使三点（即两手用力点与结扎点）成一直线，两手反方向用力，不能成角向上提拉，否则易使结扎点组织撕裂而将线结拉脱。

5. **打第二结时，注意第一结不要松开**　必要时可由助手用止血钳轻轻夹住第一结，待收

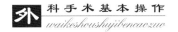

紧第二结时，再移去止血钳。

第二节　切　　开

切开是外科手术的第一步，使用各种手术刀在组织或器官上造成切口是显露手术野的重要步骤。

一、选择切口的原则

切口的选择是手术显露的重要步骤，理想的切口应符合下列要求。

1. 切口应选择于病变部位附近，并有足够的长度。最好能直接到达手术区域，并于必要时可以延长，以便获得最佳的手术野显露。

2. 切口应对组织损伤小，不损伤重要的或过多的解剖结构，如血管、神经等。

3. 力求愈合牢固，愈合后不易形成切口疝。

4. 愈合后不影响该部位的生理功能，并尽量照顾美观，不遗留过多的瘢痕，手术切口的方向应与皮纹和手术部位运动方向一致，并尽可能选取较隐蔽的切口。

二、切开方法

将选定的切口用1%龙甲紫画上标记，外涂2.5%碘酊。消毒皮肤、铺巾后，较大的切口由手术者与助手分别用手在切口两侧将皮肤固定，小切口由术者用拇指和示指在切口两侧固定，使切口部位皮肤平坦绷紧。术者拿手术刀，以刀腹部切开皮肤及皮下组织。切开时手术刀应与皮肤表面垂直，防止刀刃偏斜，造成切口两侧皮肤不对称。切开时要用刀均匀、连续，一次切开全层皮肤，使切口呈直线状，切口边缘平滑，避免多次切割或用力不均匀，导致切口边缘参差不齐影响愈合。切开时不可用力过猛，以免误伤深部重要组织。

第三节　解　　剖

　　解剖是深部显露和将病变周围组织游离的重要操作步骤，是显露手术区域和切除病变组织、器官的重要手术操作。解剖应尽量沿着正常的组织间隙进行，这样不仅操作容易、出血少而且不易于引起严重的副损伤。解剖的操作方法大致可分为锐性和钝性两种，手术过程中常常是两种解剖方法结合使用。无论采用哪一种方法和哪一种器械进行剥离，在操作时都应熟悉解剖结构，弄清病变周围毗邻关系，以防发生意外损伤。解剖操作要轻柔、细致、准确，切忌粗暴动作。

　　1. **锐性解剖**　常用刀或剪进行。动作必须准确精细，因此必须在直视下进行。锐性解剖多用于致密组织的解剖，如腹腔内的致密粘连等，在颈部手术和乳腺癌根治手术中应用较多。锐性解剖损伤较小，但如技术不熟练或使用不当，也更容易造成较严重的损伤。

　　2. **钝性剥离**　常用手指或钝性器械，如血管钳、刀柄、纱布球、剥离器进行。适用于比较疏松的组织间隙，如正常组织间隙、较疏松的粘连、良性肿瘤或囊肿包膜外间隙等的解剖。因常无重要血管神经等组织结构，有时可不必在直视下进行。在显露困难的情况下，可以依靠手指的灵敏感觉进行病变部位的游离解剖。钝性剥离时切忌用力粗暴或勉强分离，否则会引起重要组织结构的损伤或撕裂。

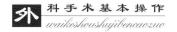

<h1 style="text-align:center">第四节 止 血</h1>

术中出血影响术野显露和手术操作，过多的失血危及病人的生命安全和术后恢复。妥善止血是手术过程中重要的基本操作。手术医师应熟悉各种止血的方法。

一、结扎止血法

是最常用也是最可靠的止血方法。

结扎止血法有单纯结扎和贯穿缝扎两种方法。

1. **单纯结扎法** 适用于结扎较小的出血点和结扎断端露出的中等血管。先用止血钳夹住出血点，或解剖显露出血管后，用血管钳夹住两端，在两把血管钳之间切断血管，然后用线分别结扎血管两侧断端。结扎前应将血管断端钳夹完全，防止部分血管未包含在结扎线圈内。在结扎时逐渐松开血管钳，至第一个结打紧后，完全松开移去血管钳。血管钳松开过早可使组织滑脱达不到止血效果，过晚则可能使线结不能收紧，影响止血效果。

2. **贯穿缝扎** 主要用于较大血管和较多组织的结扎，可避免结扎线脱落。有时血管切断后，断端缩入组织内，无法夹住，单纯结扎有困难，也使用贯穿缝扎。对于重要大血管的近心端一般应同时采用单纯结扎和贯穿缝扎止血保证结扎可靠。

二、电凝止血法

使用电凝器等特殊装置通过电流凝固组织内血管的作用达到止血的目的。在止血时，电灼器可直接电灼出血点，也可先用止血钳或镊子夹住出血点，再用电灼器接触止血钳或镊子，止血钳或镊子应准确地夹住出血点或血管处，夹住的组织越少越好，不可同时接触其他组织以防灼伤。

电凝止血适用于表浅的、小的出血点止血。电凝止血方法的优点是可以缩短手术时间，且不留结扎线在组织内。缺点是止血效果不完全可靠，对较大的血管出血常不能止住。

三、局部压迫填塞止血法

压迫止血法最适用于渗血，是以一定的压力压迫出血的组织或血管，使出血的血管破口缩小或闭合，利于在破口处形成血栓，使出血停止。压迫止血一般可用纱布压迫或采用40℃～50℃的温热盐水纱布压迫5分钟左右。必要时可重复2～3次。如反复压迫不能止血，应转而采用结扎或缝扎等其他的止血方法。手术中渗血广泛又比较汹涌时，如其他止血方法不能奏效，为保证病人生命安全，可采用填塞止血法。将干纱布或绷带顺序重叠放入渗血创面，不留空隙，并保持对出血部位有一定压力，切口不能全部缝合，纱布或绷带的尾端自切口未缝合处拉出。填塞的纱布或绷带3～5日内必须取出，取出过早可能发生再次出血，取出过晚可能发生感染。取出止血纱布或绷带时应做好再次手术止血的准备，将纱布或绷带逐渐浸湿后慢慢依次取出，清点数目，勿发生遗漏。

第五节　缝　　合

缝合是将手术中切开或外伤后断裂的组织或器官用缝线进行对合的过程。缝合是保证良好愈合的基本条件。缝合的方法和技术是否正确，关系到组织、器官能否愈合完善，手术并

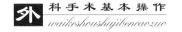

发症发生与否。

缝合的方法和名称很多，但基本上分为单纯对合、内翻缝合和外翻缝合三类，每一类又有间断缝合和连续缝合两种。

常见缝合方法简介：

1. **单纯缝合法**　使切口创缘的两侧直接对合的一类缝合方法，如皮肤缝合。

（1）单纯间断缝合　这是最简单、最基本的缝合方法。每缝一针单独打结，多用在皮肤、皮下组织、肌肉、腹膜的缝合。

以皮肤缝合为例，缝合时以左手持齿镊，右手持持针器。以齿镊夹住皮肤边缘，右手持针垂直刺入皮肤，沿缝针的弧度经皮下从对侧皮肤穿出，以左手齿镊夹住针尖部，松开右手持针器，移到皮肤对侧夹住缝针，沿缝针弧度将针拔出。缝线打结后剪线完成缝合。待伤口缝合完毕后，以有齿镊将皮肤边缘加以整理，使皮缘对合整齐（图6-5-1）。

（2）连续缝合法　在完成第一针缝合后打结，继而用该缝线缝合整个创口，结束前的一针，将重线尾拉出留在对侧，形成双线与重线尾打结（图6-5-2）。

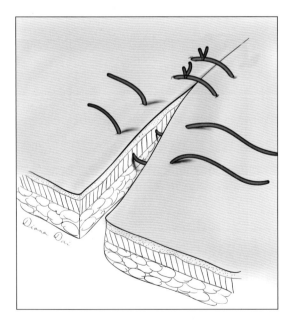

图6-5-1　单纯间断缝合

连续缝合法的优点是操作省时，缝合比较严密，对缝合组织边缘有止血作用。缺点是留下的缝线过多，如缝合过紧可在一定程度上影响缝合处组织的血供。连续缝合拉线过紧时可有收缩的作用，可造成空腔脏器的吻合口狭窄。连续缝合多用于腹膜的缝合、胃肠道吻合时全层的吻合。

2. **内翻缝合法**　目的是将缝合组织的边缘

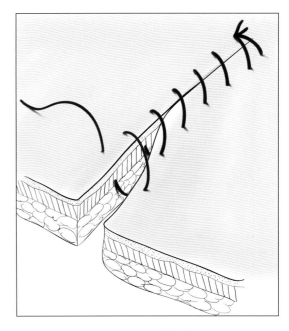

图6-5-2　连续缝合

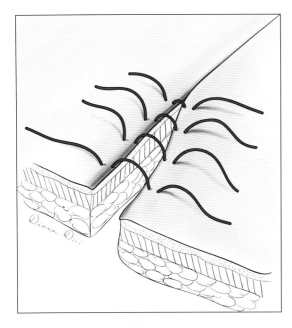

图6-5-3　间断内翻缝合法（lembert缝合法）

向内翻入，使缝合组织的外面较光滑。如胃肠道吻合和膀胱的缝合。

（1）间断内翻缝合法　又称Lembert缝合法，常用于胃肠道吻合时缝合浆肌层（图6-5-3）。

（2）双间断内翻缝合法：又称Halsted缝合

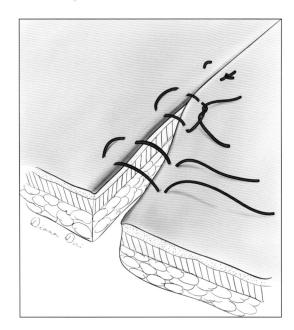

图6-5-4 双间断内翻缝合法（Halsted缝合法）

法，多用于胃肠道浆肌层缝合（图6-5-4）。

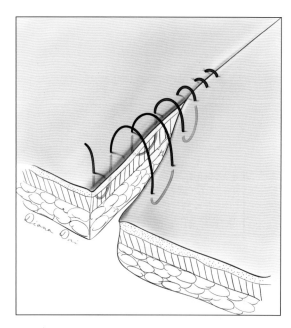

图6-5-5 浆肌层连续内翻缝合法（Cushing缝合法）

（3）浆肌层连续内翻缝合法：又称Cushing缝合法，用于胃肠道浆肌层缝合（图6-5-5）。

（4）全层连续内翻缝合法：又称Connells缝合法，用于胃肠道全层缝合（图6-5-6）。

（5）荷包缝合法：在组织或器官表面将缝线连续缝合一周，打结时将中心内翻包埋，外表面光滑，有利于愈合。常用于胃肠道小切口或针眼的关闭、阑尾残端的包埋、造瘘管在器官的固定等（图6-5-7，图6-5-8）。

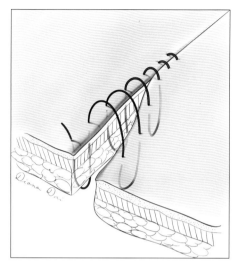

图6-5-6　全层连续内翻缝合法
（Connells缝合法）

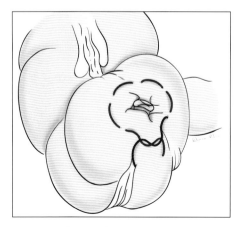

图6-5-7　荷包缝合时，缝线连续缝合一周

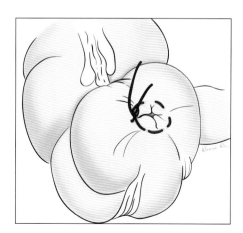

图6-5-8　荷包缝合后，打结包埋

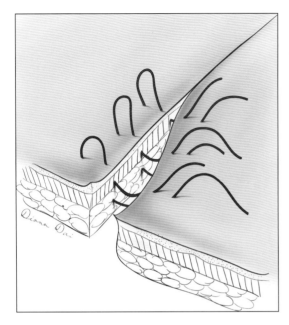

图6-5-9　垂直褥式外翻缝合法

3. **外翻缝合法**　为保证被缝合的器官内面保持光滑，使缝合组织的边缘向外翻出，主要用于血管的缝合或吻合。

（1）垂直褥式外翻缝合法：用于松弛皮肤的缝合（图6-5-9）。

（2）水平褥式外翻缝合法：用于皮肤缝合（图6-5-10）。

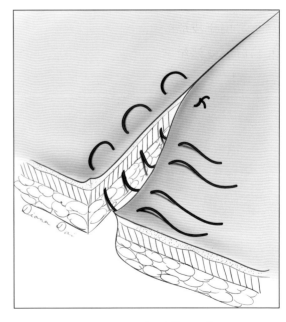

图6-5-10　水平褥式外翻缝合法

（3）连续水平褥式外翻缝合法：多用于血管壁吻合。

4. **减张缝合法**　对于切口对合张力大或病人全身情况较差，估计愈合能力差时，为防止切口裂开，在一般缝合外，可加用几针减张缝合。缝合线选用较粗的丝线或合金线。从皮肤进针，经过腹直肌后鞘与腹膜之间出针，再从对侧腹膜浅面进针，对侧皮肤出针。缝合时应保证层次的准确性，避免损伤内脏器官。打结前将缝线穿过一段橡皮管，以防止皮肤被缝线切割。减张缝线一般拆除较晚，多在术后14天拆线。

5. **皮内缝合法**　从切口的一端进针，然后交替穿过两侧切口边缘的皮内，一直缝到切口的另一端穿出，边缝合边拉紧缝线，使切口整齐对合。两端可打结或系纱布小球防止缝线滑脱。常用于皮肤切口的缝合，如颈部甲状腺手术切口。此法缝合的优点是对合好，愈合疤痕小，美观（图6-5-11）。

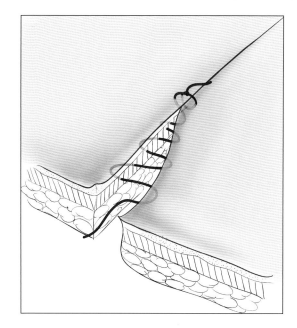

图6-5-11　皮内缝合法

第六节　剪　　线

剪线是将缝合或结扎后多余的缝线剪除。正确的剪线方法是打结完成后，将双线尾提起，将剪刀微张开，剪刀尖部顺线尾向下滑动至线结的上缘，再将剪刀一侧向上倾斜约45°，将线剪断。为了防止线结脱开，须在结扣外留一段线头，一般为1～2mm，肠线及尼龙线可适当留长些。剪线应在直视下进行。

第七章 围手术期处理基本操作

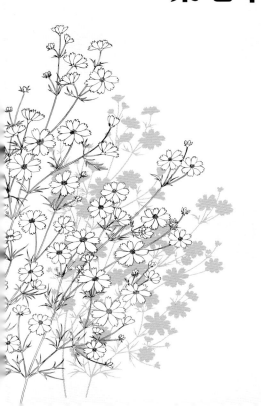

第一节　换　　药

一、概念

换药：术后切口敷料的更换称为换药。包括检查和清洁伤口、除去脓液和分泌物，采取措施促进伤口愈合或肉芽生长等。

二、换药目的

1. 观察伤口，及时了解伤口情况，适时给予处理。

2. 改善伤口环境。对于有缺陷伤口或感染伤口及时处理以控制感染，促进愈合，减少瘢痕形成。

3. 保护伤口。包扎固定，减轻疼痛，防止进一步损伤和感染。

三、换药准备

1. 换药充分了解病人伤口和全身情况，做到心中有数。

2. 穿好工作服，戴口罩帽子。进入换药室。特殊感染病人（如破伤风、气性坏疽、严重溶血性链球菌感染及铜绿假单胞菌感染）需穿防护服，穿鞋套。

3. 洗手。

4. 打开换药包，摆放好不同用途弯盘和换药碗的位置，根据伤口情况准备换药用品。夹持敷料的持物钳要保持前低后高状态并不能接触有菌物品。床旁换药的病人先将非一次性无菌用品（纱布，棉球、消毒药品等）放入打开的换药包，然后用无菌布单遮盖，用换药车推到病房。换药用品尽可能准备适当，避免浪费和不足。

5. 向病人说明需要进行的操作及可能出现的不适，帮病人摆好体位以便显露切口。注意病人的保暖。

四、换药步骤

1. 换药车放于左手。打开换药车上遮盖的布单。用手揭去外层辅料并放于污物盘。操作时注意伤口的保护。有毛发粘连时应注意避免引起疼痛。

2. 右手用镊子取下内层敷料。敷料和伤口粘连时不要强行撕脱，应先用盐水浸泡，待血痂软化后再向下揭取。揭取的敷料放入污物盘。

3. 左手用另一把干净的镊子夹取消毒棉球，右手镊子接取棉球在切口部位消毒。接取棉球时两镊子不能接触。消毒方法：正常愈合切口从里向外消毒，红肿或感染切口由外向内消毒。消毒3遍。消毒后的棉球放入污物盘。

4. 处理切口及切口内的装置。正常愈合切口无需特殊处理。感染且引流不畅的切口应间断拆除部分缝线，充分引流，根据伤口情况清除脓液和坏死组织。高出皮肤或不健康的肉芽组织，可用剪刀剪平，或先用硝酸银棒腐蚀，再用生理盐水中和；或先用纯石炭酸腐蚀，再用75%乙醇中和。肉芽组织有较明显水肿时，可用高渗盐水湿敷。放置引流物的切口先剪断固定缝线然后轻轻拔除，边拔边轻压局部使积液流出。如有预留缝线应在拔除引流后将缝线打紧。

5．用无菌敷料将切口覆盖。靠近切口的一层可用纱布（愈合切口）、油纱（轻微红肿）、盐水纱布（感染或肉芽创面）覆盖。用胶布固定好外层纱布。必要时用绷带、腹带或胸带固定（肢体切口或局部需要加压固定时）。

6．将换药用品包好送回换药室。污物倒入污物袋，器械放入回收容器内，以便集中消毒，其他物品放于适当位置。洗手。在换药室换药的病人换药后将病人送回病房。

7．记录切口情况，提出处理意见。

第二节　拆　　线

一、概念

拆线是指皮肤切口缝线的剪除。

二、拆线的时间

一般情况下：①头面颈4～5天；②下腹部、会阴部8～10天；③胸部、上腹部、背部、臀部8～10天；④四肢10～12天（近关节处可适当延长至14天）；⑤减张缝线14天。拆线的时间还应考虑病人的全身情况，包括年龄、营养状况等。

三、拆线前准备

洗手。打开换药包，摆放好不同用途弯盘和换药碗的位置，根据伤口情况准备换药用品及小镊子2把、拆线剪刀等。夹持敷料的持物钳要保持前低后高状态并不能接触有菌物品。

床旁换药的病人先将非一次性无菌用品（纱布、棉球、消毒药品等）放入打开的换药包，然后用无菌布单遮盖，用换药车推到病房。向病人说明需要进行的操作及可能出现的不适，帮病人摆好体位以便显露切口。注意病人的保暖。

四、拆线的步骤

1. 换药车放于左手。打开换药车上遮盖的布单。用手揭去外层辅料并放于污物盘。操作时注意伤口的保护。有毛发粘连时应注意避免引起疼痛。

2. 左手用另一把干净的镊子夹取消毒棉球，右手镊子接取棉球在切口部位消毒。接取棉球时两镊子不能接触。消毒方法：正常愈合切口从里向外消毒，红肿或感染切口由外向内消毒。消毒3遍。消毒后的棉球放入污物盘。

3. 用镊子将线头提起，将埋在皮内的线段拉出针眼之外少许，用剪刀把拉出皮内之线段剪断，以镊子向剪线侧拉出缝线。为防止切口裂开，可先间断拆线，确定没有问题后再全部拆除。

4. 再用消毒棉球消毒一遍切口，然后用敷料遮盖切口，胶布固定。

5. 将换药用品包好送回换药室。污物倒入污物袋，器械放入回收容器内集中消毒，其他物品放于适当位置。洗手。在换药室换药的病人换药后将病人送回病房。

6. 记录切口情况，提出处理意见。

第三节　引流及护理

一、概念

引流是通过引流物将伤口、创面或器官内的各种液体排出体外或引离原处的方法。

二、适应证

1. 脓肿切开后需继续脓液排出促进脓腔缩小者。

2. 切口沾染较重，用冲洗等一般伤口清洁方法可能不能控制感染者。

3. 切口内渗血未能彻底止住或广泛分离创面可能有血液或血浆渗出者。

4. 肝、胆、胰、胃肠道和尿道手术后，有刺激性液体流出或可能发生继发感染者。

5. 胸腔等手术术后需要减压者。

6. 腹部手术或创伤继发吻合口瘘或肠瘘者。

三、引流要点

1. 引流物大小必需适当以保证引流充分。

2. 引流物放置位置必需恰当以保证不遗留引流死腔　引流放置的位置根据引流目的确定。引流液体时应放在较低的部位或靠近需要引流的部位；引流气体应放在腔隙最高处。管式引流一般不通过主要手术切口而是在切口旁另做一小切口引出。

3. 必须保持引流通畅　引流管的引流口要大小数量合适，术后注意观察引流量，防止引流管管腔堵塞。

4. 放置的负压引流需要保持合适的负压。

5. 引流达到目的后引流物及时拔除。

6. 引流并发症的预防。

（1）管式引流其引流管不能太硬，放置时不能直接压迫血管、肠管、神经等重要组织。

（2）橡皮片引流等引流物要安全固定于皮肤以防止引流物掉入切口内。

（3）所用引流物必须没有破损，连续性良好。引流物拔除后的形态完整，和术中放置的引流物大小形态相同。

（4）详细记录引流物放置数量以便引流物去除时核对。

四、引流种类和护理

1. 纱布条填塞引流　将盐水纱布条或凡士林纱布条填塞于脓肿切开后的腔隙或创面上促进渗液排出的方式称为纱布条填塞引流。用于浅表脓肿切开或肉芽创面的处理。纱布条填塞引流的护理：填塞的纱布条一般每天更换一次，创面清洁后重新填塞直至创面愈合。

2. 烟卷引流　将纱布卷成圆条装，外面用橡皮片包裹制成的引流物成为"烟卷"，用这种引流物引流的方式称为烟卷引流。使用时将橡皮膜剪成筛状小孔，两端修剪整齐。烟卷引流主要用于腹腔内或深部脓肿切开后的引流。

烟卷引流的护理：烟卷引流术后要避免引流物脱出。引流的有效时间约为48小时，时间过长，分泌物在纱布孔凝固后则失去引流作用。因此，拔除时间一般为48小时。

3. 橡皮片引流　用薄的乳胶片做引流物的引流方式。一般用于浅表部位或较深细且渗液较多伤口的引流。

橡皮片引流的护理：换药时，橡皮片和伤口一起消毒，如不到拔除时间，应避免将引流片带出。橡皮片的拔除时间一般是术后24～48小时。

4. 管式引流　用橡胶、塑料或硅胶管作为引流物的引流装置称为管式引流。

管式引流主要用于胸腹腔及较大手术创面术后的引流。管式引流是外科临床上最常用的引流方式，有单管负压引流，双套管引流，蕈状导尿管引流，"T"形管引流等。

管式引流的护理包括：①防止引流管或引流管侧孔脱出；②观察并记录引流量和引流液的颜色，性质；③防止引流管堵塞；④引流管外接管更换时注意消毒，防止发生逆行感染。普通管式引流2～3天后如无很多的液体引出（<20ml/d，颜色清淡）即可考虑拔除，若引流液尚多，可延迟至3～5天甚至更久。"T"形管和膀胱造瘘管按常规要求拔除，最短不少于7～10天。

第四节　包　扎

一、概念

包扎：包扎是用无菌敷料将伤口遮盖并采取一定的措施适当固定，以达到保持伤口清

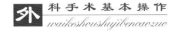

洁、创面加压止血和固定塑形目的的术后处理方式。

二、适应证

1. 缝合切口术后需避免感染者。

2. 术区广泛需适当加压止血者。

3. 烧伤、感染等创面需要引流者。

4. 骨折等术后需要进行固定者。

5. 植皮等手术后需要进行特殊固定者。

6. 术后需适当加压塑形者。

三、包扎的方法

1. **一般切口包扎**　用单层油质纱布（如凡士林纱布）覆盖伤口，然后加盖数层吸水性良好的切口纱布。胶布固定。

2. **复杂手术切口的包扎**　较大的手术切口或特殊部位的手术，伤口用油纱和普通纱布遮盖后，可在纱布外加盖棉垫，用绷带、胸腹带或丁字带等固定。

四、包扎的要求

1. 包扎敷料厚度以最外层敷料不被渗透为原则，如存在渗液较多的创面，敷料厚度应达到3～5cm；超过切口缘5cm。

2. 用绷带和胸腹带包扎，包扎压力要均匀、适度，使敷料与术区紧密接触。包扎太松，敷料容易脱落，包扎过紧，可能引起肢体循环障碍。

3. 需要观察术区的手术，包扎时要预留观察窗。

4. 头部包扎要注意对外耳和眼睛的保护。

5. 包扎后局部应尽量美观。